Susanne Reinker
»Kopf hoch, Brust raus!«

W0235982

Susanne Reinker

»KOPF HOCH

Was wir im Umgang mit Krebs
alles *richtig* machen können

BRUST RAUS!«

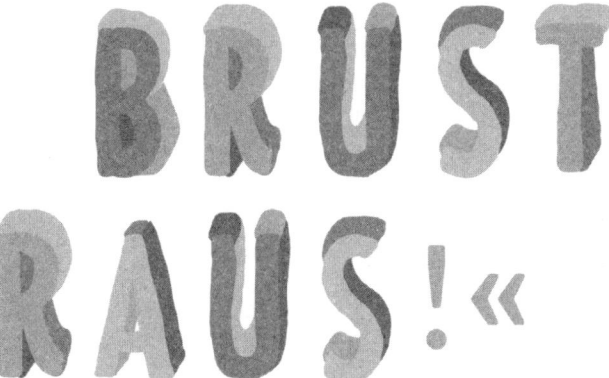

ullstein
leben

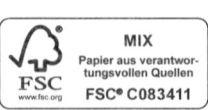

Ullstein leben ist ein Verlag
der Ullstein Buchverlage GmbH

ISBN: 978-3-96366-056-6

© der deutschsprachigen Ausgabe
Ullstein Buchverlage GmbH, Berlin 2019
Alle Rechte vorbehalten
Gesetzt aus der Quadraat Pro
Satz: Pinkuin Satz und Datentechnik, Berlin
Druck und Bindearbeiten: CPI books GmbH, Leck

Für alle Nicht-Krebse, die sich trotzdem
an dieses Buch herantrauen.
Ihr werdet uns das Leben in Zukunft eine ganze Ecke
leichter machen können.
Danke!

INHALT

Anstelle eines Vorworts

2007
Warum ich?
Warum jetzt?

Im März 2007 war ich gerade 44 geworden. Und ganz oben angekommen. Oder jedenfalls so weit oben, wie ich mir das damals immer erträumt hatte. Mein Buch *Rache am Chef* schaffte es auf die *Spiegel*-Bestsellerliste. Eine große deutsche Boulevardzeitung ernannte mich zu einer der hundert tollsten Frauen des Jahres, weil ich den Vorgesetzten mal so richtig gezeigt hatte, wo der Hammer hängt. Ich erfreute mich meines Lebens mit Mann und Katzen und gesunder Mittelmeerkost. Und wenn ich mich nicht so bodenlos gegrämt hätte über den dräuenden Wandel meiner Ausmaße von Bikini- zu Badeanzugfigur, dann wäre eigentlich alles perfekt gewesen.

Also, zumindest bis zum 25. Juli.

Da landete ich nämlich auf einen Schlag ganz unten.

Brustkrebs rechts auf 6 Uhr, multifokal, Wächter-Lymphknoten befallen.

Therapiemaßnahmen: OP, Chemo, Strahlen, Hormone.

Weitere Aussichten: beschissen.

Um das zu kapieren, brauchte ich keine medizinischen Ausführungen. Ein Blick auf meinen Gynäkologen reichte völlig. Er setzte das Gesicht auf, das er vermutlich für besonders

13

finstere Diagnosen in Reserve hält, murmelte etwas von »jetzt gehen wir am besten gleich in *medias res*« und sprach es aus. Das schreckliche K-Wort.

Ich bin im falschen Film, dachte ich.

Mehr dachte ich nicht.

Ich funktionierte nur noch auf Notstrom. Ganz gelegentlich flackerte ein Lebenszeichen in einzelnen Körperteilen auf. Mein Gehirn meldete wachsende Taubheitserscheinungen und drohenden Systemabsturz. In meinen Ohren brauste es. Meine Kehle rang mit einem Kloß, mein Magen funkte steigende Übelkeit und mein Darm akutes Toiletten-SOS.

Der Gynäkologe schaute mich an. »Vor Ihnen liegt jetzt ein Parcours«, beschied er mir mit Seelsorgermiene und reichte mir die Hand. Ich sah sie in Zeitlupe auf mich zukommen. Unter Aufbietung aller kümmerlichen noch vorhandenen Kräfte gelang es mir, sie zu ergreifen, meinem Sprachzentrum eine höfliche Abschiedsfloskel zu entringen, die Tür zu öffnen und irgendwie aus der Praxis herauszufinden.

So fühlt sich also der Ernstfall an, dachte ich in Endlosschleife, während der Kloß in meiner Kehle sich langsam verflüssigte und hochstieg in Nase und Augen. So fühlt es sich also an, wenn einem der Boden unter den Füßen weggezogen wird.

So fühlt es sich also an, wenn man erfährt, dass man sterben muss.

Warum *ich*? Warum *jetzt*?

Und dann war es so weit. Meine Schockstarre wich auf einen Schlag waschechter Verzweiflung. Dicke Tränen tropften auf die braunbeigen Granitstufen im Treppenhaus meines Arztes. Und ich bekam den ersten Heulkrampf meines neuen Lebens.

• • •

Irgendwann kamen keine Tränen mehr nach. Und in dem Moment der Ent-Spannung, der Gott sei Dank zuverlässig auf jeden Heulkrampf folgt, sah ich mich auf dieser Treppe sitzen. Ein Haufen Elend mit Rotznase und verschmierter Schminke in einem 50er-Jahre-Treppenhaus mit Blick aus einem Fenster, gegen das der Münchner Juliregen nieselte. »O Mann, so was Klischeehaftes, das würde man jedem Drehbuchautor sofort um die Ohren hauen«, schoss es mir durch den Kopf. Was einem bei aller existenziellen Verzweiflung eben so durch den Kopf schießt, wenn man ewig in der Filmbranche gearbeitet, zusammengezählt Jahre seines Lebens in Kinos verbracht hat und sich plötzlich live und in Farbe in seinem eigenen, höchstpersönlichen Melodram wiederfindet.

Immerhin: Mein Verstand war offenbar wieder angesprungen. Ein paar graue Zellen hatten sich von den Ereignissen merkwürdigerweise nicht weiter beeindrucken lassen. Seelenruhig erhob sich dieser Restverstand über die Massenpanik aller anderen Körperzellen und beäugte mich. Freundlich, dabei offenbar rein fachlich interessiert, etwa wie ein Zoologe das Verhalten von Labormäusen unter Stress beobachten würde. Anscheinend nahm er völlig ohne mein Zutun eine Evaluierung der Gesamtsituation vor. Während ich apathisch ins Leere starrte, gewichtete er die Faktoren Unglück, Panik, Todesangst und Selbstmitleid. Und meldete sich sodann energisch zu Wort.

»Hör auf zu heulen!«, befahl er mir mit bedeutend weniger Mitgefühl in der Stimme, als ich es mir gewünscht hätte. »Was soll dieser melodramatische Quatsch von wegen ›Warum ich?‹ und ›Warum jetzt?‹? Du weißt doch ganz genau, was Sache ist.«

15

Und dann zählte mein Restverstand mir kurz, schmerzhaft und punktgenau alle Faktoren meines bisherigen Lebens auf, die zu diesem Krebs geführt haben könnten.

Quasi als *Warm-up* zeigte er mit dem Finger auf die üblichen Verdächtigen, die mit Sicherheit auch in meinem Leben ihre Spuren hinterlassen hatten: zu viel rotes Fleisch, unglückliche Liebesbeziehung, Demotivation und drohender *Burn-out* im Job, Schadstoffe in Grundwasser und Atemluft, Chemie in Lebensmitteln, Parabene im Plastik, Hang zu Schwermut und schweren Rotweinen.

Immerhin konnte er mir keine Nikotinsucht vorwerfen.

Also ging mein Restverstand gleich über zu den ganz harten Fakten: »He, du hast eine chronische Angststörung! Mit 21 die erste Panikattacke, mit 26 die erste Therapie – und trotzdem drehst du immer noch regelmäßig durch vor Schiss, du könntest bei der Arbeit diesen einen riesigen peinlichen, unverzeihlichen Fehler machen! Oder vergessen haben, den Herd auszuschalten! Oder von einer Spinne tätlich angegriffen werden! Menschenskind, du weißt doch, dass Angststörungen die Lebenserwartung verkürzen!«

Ich schluckte. Was hätte ich zu meiner Rechtfertigung vorbringen können? Dass diese Angststörung offenbar genetisch bedingt ist und auch einen Teil meiner Familie umtreibt?

Mein Restverstand lächelte mitleidig. »Genetische Veranlagung ist keine Ausrede für Angst, sondern ein Grund, umso energischer etwas dagegen zu tun. Sonst wird sie nämlich immer schlimmer. Aber nein, du hast dich ja für Leiden und Verdrängen entschieden. Obwohl du sogar im Verdrängen eine Niete bist, sonst würde deine Hormonvergangenheit dir nicht immer wieder die prächtigsten Albträume bescheren ...«

Die Hormone. Neben der Angststörung der zweite beinharte Krebsfaktor in meinem Leben.

Nein, nicht wegen der Pille, obwohl ich die über zwanzig Jahre lang geschluckt habe. Sondern wegen der Antiwachstumsbehandlung. Damals, als ich zwölf war.

Wir schrieben das Jahr 1975, die Ärzte waren noch Götter in Weiß und die Fortschritte in Wissenschaft und Medizin ein wahres Wunder. Auch für meine Eltern. Als Schulärzte im Auftrag der Düsseldorfer Uniklinik nach besonders hochgewachsenen Mädchen suchten, dabei auch mich (damals 173 Zentimeter) entdeckten, reagierten meine Mutter (179 Zentimeter) und mein Vater (193 Zentimeter) enthusiastisch auf das Angebot, das ihnen für ihre Tochter unterbreitet wurde: eine Hormontherapie gegen Großwuchs.

Allein schon dieses Wort. Es klang, als hätte die Vermessung meiner Handgelenke eine zukünftige Zweimeterfrau entlarvt. Dabei lag die Prognose nur bei »circa 185 Zentimetern«. Zu vermeiden durch die tägliche Gabe hochdosierter Östrogene und Gestagene über einen Zeitraum von ein bis zwei Jahren.

Heute würde man über so einen Vorschlag den Kopf schütteln. Oder die Ärzte gleich wegen versuchter Körperverletzung verklagen.

Aber damals schien diese Methode nicht nur für meine, sondern für viele weitere Eltern groß gewachsener Töchter wie die letzte Rettung vor drohendem Elend: »Wenn du so groß wirst, findest du doch nie mehr elegante Schuhe! Und einen Mann findest du erst recht nicht! Und dann bei deiner Figur! Groß und zierlich geht ja vielleicht noch, aber groß und stämmig ... überleg doch mal!«

Ich überlegte. Im Rahmen meines Zwölfjährigenhorizonts war das nicht schwer. Ich wollte Schuhe finden, ich wollte einen Mann, ich hatte Angst, groß und stämmig zu werden. Also fing ich an, diese Hormone zu schlucken. Und die brachten meinen überraschten Kinderkörper mit dem Presslufthammer in Frauenform. Quasi über Nacht wuchs mir ein Riesenbusen, und die erste Periode setzte ein. Ich wurde dick, pickelig und unglücklich. Nach fünfzehn Monaten brach ich die Behandlung ab. Es war mir egal geworden, wie groß ich werden würde, ich wollte nur raus aus dieser Studie. Die wurde einige Jahre später sang- und klanglos eingestellt. »Aufgrund gravierender psychischer Probleme der Probanden«, wie ich später hörte. Allerdings nicht von den verantwortlichen Ärzten der Uniklinik. Von denen habe ich nie wieder etwas gehört. Keine Nachuntersuchungen, keine Langzeitstudie über die Folgen der Behandlung – nichts. Obwohl die potenziell krebsfördernde Wirkung von Hormonbehandlungen aller Art seit den 70er-Jahren immer eindeutiger belegt ist.

»Du bist halt ein Hormonkalb, da lässt sich nix mehr dran ändern. Das war immer schon ein Risiko, das wusstest du. Da brauchst du jetzt nicht theatralisch ›warum ich?‹ zu rufen«, dozierte mein Restverstand. »Und das mit deiner Mutter weißt du schließlich auch.«

Touché.

Meine Mutter.

Mit 42 malignes Melanom am rechten inneren Oberarm.

Prognose, gestellt von einem besonders einfühlsamen Exemplar der Ärzteschaft: »Wenn Sie Glück haben, sind Sie in sechs Monaten noch am Leben.«

Immerhin *war* sie sechs Monate später noch am Leben.

Auch zwei Jahre später noch.

Mit 44 dann Brustkrebs links mit Lymphknotenbefall.

Mastektomie.

Chemo.

Strahlen.

»Da ist es nicht wirklich erstaunlich, dass es dich jetzt erwischt, gib's zu«, sagte mein Restverstand, einen Hauch von Sarkasmus in der Stimme. »Erstaunlich ist höchstens die Tatsache, dass es euch in exakt demselben Lebensjahr erwischt hat.«

»Aber wieso denn?«, wollte ich aufschluchzen. Doch in dem Moment stieg ein älterer Mann an mir vorbei die Treppe hoch und warf mir einen missbilligenden Blick zu, sodass ich vor Schreck nicht viel mehr als ein verzweifeltes Nasehochziehen rausbrachte. Aber die Wieso-Frage schoss weiter durch meinen Kopf wie ein angestochener Luftballon.

Meine Mutter war damals unglücklich gewesen. In ihrer Ehe, mit ihren Töchtern, mit ihrem Leben. Also genau die Seelenanamnese, bei der Hobbypsychologen und Esoteriker bekümmert den Kopf wiegen und Kommentare wie »War ja klar, Krebs fängt eben im Kopf an ...« abgeben.

»Aber ich bin doch ganz anders als meine Mutter!«, wollte ich rufen. »Ich hab doch aus ihren Fehlern gelernt! Ich hab doch schon vor Jahren energisch die schlimmsten Unglücklichmacher rausgeschmissen aus meinem Leben!«

Plötzlich durchzuckten Bilder mein Gehirn, als hätte jemand einen defekten Diaprojektor angeschaltet.

Da, da bin ich mit 32. Zusammen mit meinem damaligen Lebensgefährten, einem erfolgreichen Kulturmanager. Wir sind ein schönes Paar. Er im Smoking, ich im Cocktailkleid.

Wir werfen der Kamera ein strahlendes Lächeln zu. Auf Fotos wirkten wir immer glücklich. Aber in Wirklichkeit war es sechs Jahre lang Krieg und Frieden. Viel Krieg und wenig Frieden. In den Pausen zwischen den Schlachten leckten wir unsere Wunden und machten Zukunftspläne.

Ich sah mich, wie ich damals auf der Toilette eines Nobelrestaurants kauerte, apathisch den blattgoldbezogenen Fries oberhalb der Marmorfliesen anstarrte und endlich begriff, dass unsere Beziehungswirklichkeit eine eher suboptimale Basis für eine Ehe war. Ein sehr langes Jahr später zog ich aus.

Da, noch ein Dia. Darauf war ich in meinem Pressesprecherinnen-Businessoutfit zu sehen, im Gespräch mit einem der *Big Shots* der deutschen Filmbranche. Er erklärte mir gerade freundlich, dass Frauen nie gegen die gläserne Decke ankommen, weil die Jungs im Sandkasten der oberen Etage nun mal lieber unter sich bleiben und den Mädels im Zweifelsfalle eher eins mit der Schippe über den Schädel ziehen, als sie mitspielen zu lassen. Er lachte.

Ich sah, wie ich brav mitlachte.

Gott, war ich damals naiv. Um nicht zu sagen: blöd. Ich dachte mir damals nicht viel mehr als: ist halt so. Da muss ich durch. Ich bin kompetent, ich bin fleißig, ich kann was, also werde ich meinen Weg schon machen.

Hab ich dann auch. Allerdings genau wie von meinem charmanten Gesprächspartner prophezeit, mehr geradeaus als aufwärts.

Und irgendwann war die Luft raus.

»Danke, das reicht, Schluss mit dem Bildervortrag!«, keifte ich meinen Restverstand an. »Was willst du überhaupt? Ich bin doch damals eben nicht mutlosemädelsmäßig in die innere Emigration gegangen! Ich hab ge-kün-digt!!!«

Kurz überdeckte der Stolz auf diesen Schritt die Verzweiflung des frisch designierten Krebsneulings. Herausfordernd starrte ich die Längsstreben des Treppenhausgeländers an. »Das glaubt ihr wohl nicht, was? Dass dieser Haufen Elend den Arsch in der Hose hatte, kurz vor der runden Vierzig diesen Stressjob hinzuschmeißen! Und zwar ohne was Neues in der Tasche zu haben!«

Das Treppengeländer starrte tadelnd zurück.

Okay, das stimmte jetzt nicht ganz.

Ich hatte was Neues. Nicht in der Tasche. In meinem Leben.

Nämlich einen tollen Mann. Den hatte ich kurz nach der Endstation mit dem Kulturmanager kennengelernt – ein klares Indiz dafür, dass die himmlischen Mächte mutige Entschlüsse offenbar zumindest manchmal belohnen.

Und weil diese Erfahrung so ermutigend war – und der neue Mann auch –, beschloss ich mit 39, Übersetzerin und Autorin zu werden.

Als Übersetzerin hatte ich immerhin einen Universitätsabschluss. Aber Autorin werden? Warum nicht gleich Schauspielerin? Oder Skispringerin? Oder Konzertpianistin! Du wirst sehen, das wird ganz übel enden! Jetzt wirfst du deine Karriere weg, und in fünf Jahren bist du Hartzvier!

Meine Angststörung kriegte sich damals gar nicht mehr ein vor Panik.

War eine harte Zeit, mit wenig Schlaf und wenig Geld. Bis 2004 mein erstes Buch auf den Markt kam.

»Ich weiß, ich weiß, is ja gut! Ich hab immer noch wenig Schlaf und wenig Geld! Aber immerhin bin ich meine eigene Frau! Ich lebe das Leben, das ich immer leben wollte! Früher war ich unglücklich, aber jetzt bin ich doch glücklich! Ich mach Sport! Ich bin sogar Flexitarierin geworden! Also warum, verdammt noch mal, krieg ich jetzt Krebs?«

O nein, bitte nicht. Bitte jetzt nicht wieder losflennen. Panisch versuchte ich, den aufsteigenden Kloß in meinem Hals wieder runterzuschlucken. Ohne Erfolg. Eine Woge höchster Verzweiflung überspülte mich. Ich bekam keine Luft mehr. Das Fünfzigerjahretreppenhaus flimmerte vor meinen Augen. »Niemand entgeht seinem Schicksal«, raunte es in mein Ohr, bedrohlich und böse.

O Gott.

Das ist er.

Der Anfang vom Ende.

Mir wurde schwarz vor Augen.

»He, *Drama Queen*! Jetzt reicht's!!« Mein Restverstand funkelte mich wütend an. »Kann schon sein, dass Gene oder Hormone oder Rotwein oder Seelenblähungen oder wasweißich schuld sind – kann aber auch nicht sein! Wenn du weiter auf Selbstmitleid und sterbender Schwan machst, kannst du jedenfalls gleich den Löffel abgeben. Dann ersparst du dir wenigstens das Geseiere von den Hobbypsychologen und Ernährungsaposteln in deinem Bekanntenkreis. Die geben dir und deiner Panik nämlich eh den Rest, so wie du gerade drauf bist! Denk an deine Mutter!«

Unwillkürlich hörte ich auf zu heulen.

Nach der ersten Diagnose hatte meine Mutter sich in ihr ärztlich prognostiziertes Schicksal gefügt, war apathisch unter die Bettdecke gekrochen und hatte auf das Ende gewartet.

Das dann nicht kam. Stattdessen kam die zweite Diagnose. Keine ursächliche Verbindung, vollkommen neuer Krebs, tragisches Schicksal.

Aber nicht das Ende.

Meine Mutter rappelte sich damals nämlich auf und ging in den Widerstand. Gegen a) die bösen Zellen und b) sämtliche tragikschwangeren Prognosen sogenannter und selbst ernannter Seelen-, Ernährungs- und Gesundheitsexperten in ihrer Umgebung. »Du hast keine Chance, aber nutze sie«, ist offenbar eine ziemlich brauchbare Option, wenn einen alle behandeln, als hätte man ein Haltbarkeitsdatum auf der Stirn, das demnächst abläuft.

Meine Mutter jedenfalls ist immer noch am Leben.

»Na endlich!«, rief mein Restverstand aus. Es klang eher genervt als fürsorglich. »Deine Mutter hat sich aufgerappelt, und genau das wirst du auch tun. Schluss mit dem Selbstmitleid! Die Behandlung hat noch gar nicht angefangen, und du siehst dich schon auf dem Sterbebett, das darf ja wohl nicht wahr sein! Du bist doch sonst immer so stolz auf dein analytisches Denkvermögen. Dann jetzt aber mal zackig den Verstand wieder angeworfen! Und wo wir gerade dabei sind: Aufstehen und nach Hause gehen wäre auch eine super Idee. Oder willst du hier so lange hocken, bis du zu deinem Krebs auch noch 'ne Blasenentzündung bekommst?«

Ich schluckte. Das Machtwort wirkte. Mein Magen signalisierte Hunger. In meinem Gemüt regte sich Trotz, erst zaghaft, dann mutiger. Meine Lebensgeister meldeten sich zurück. Endlich. Aus verquollenen Augen starrte ich meinen Restverstand an und verkündete mit wackeliger Stimme: »Also gut. Ich werde das schon irgendwie packen. Aber du musst mir dabei helfen.«

Ich atmete noch mal tief durch, dann rappelte ich mich tatsächlich auf. Wenn auch zunächst nur in eine aufrechte Position. »Immerhin ein erster Schritt in die richtige Richtung!«, stichelte mein Galgenhumor. Also hatte der inzwischen auch den ersten Schock verdaut. Ein gutes Zeichen.

Solchermaßen bestärkt, empfahl mein wiederbelebtes analytisches Denkvermögen mir fix, jetzt nicht nach Hause zu gehen, nicht meine Eltern (Düsseldorf) anzurufen und auch nicht meinen Mann (Frankreich). Zu viel Tränenhochwassergefahr. Akutes Panikrückfallrisiko. Nein, dann schon lieber auf einen Kaffee Zuflucht bei einer meiner besten Freundinnen suchen, nervenstark, einfühlsam und mit bayerischer Gemütsruhe gesegnet. Sie würde mir guttun, das spürte ich. Spontan machte ich mich auf den Weg.

Leider war sie gerade nicht daheim. Ihr Mann öffnete die Tür. Ein netter Kerl, schon etwas älter. Aber mit ihm hatte ich nicht gerechnet. Schon meldete mein mühsam stabilisierter Seelenzustand wieder Land unter. Und wieder fing meine Rotznase an zu laufen. Zum allerersten Mal erzählte ich jemandem von der Diagnose. Mehr stockend und schluchzend als erzählend.

Der Mann meiner Freundin sah mich an. Ich kannte diesen Blick von meinem Vater. Von damals, als meine Mutter krank war. Ein hilfloser, ein furchtsamer Blick. Mitgefühl, gepaart mit Fluchtreflex. Ach je, was soll ich ihr denn jetzt sagen?, sagte der Blick. Ich sah, wie der Mann meiner Freundin nach einer tröstlichen Formulierung suchte. Sein Gehirn arbeitete auf Hochtouren, erwog dieses, verwarf jenes, vor allem jetzt bloß keine Plattitüde von wegen »Das wird schon wieder ...« – und dann hatte er die Lösung gefunden. Sein Körper straffte sich, aufmunternd schaute er mir in die Augen, klopfte mir auf die Schulter und verkündete mit fester Stimme: »Kopf hoch, Brust raus!«

Es dauerte ein Weilchen, bis er begriff, warum ich umständehalber in hysterisches Gelächter ausbrach.

• • •

Und so kam es, dass ich noch am Tag der Diagnose drei entscheidende Krebslektionen lernte:

- Auf die »Warum ich?«-Frage gibt es keine klare Antwort, sondern nur einen Haufen Spekulationen, die allesamt nicht etwa das Immunsystem verstärken, sondern einzig und allein die Tendenz zu Selbstvorwürfen und Schicksalshadern.
- Apathisch in Hausfluren oder unter Bettdecken hocken und auf den Sensenmann warten, ist zwar bedeutend weniger anstrengend als aufzustehen und zu handeln, aber keine zielführende Option, wenn man zumindest tagesaktuell noch ziemlich lebendig ist.
- Genauso überlebenswichtig wie der Widerstand gegen die bösen Zellen ist der Widerstand gegen diese ganze hilf-, halt- und heillose Betroffenheit der Leute um uns herum, die sich vor lauter Sorge um uns um Kopf und Kragen schwadronieren.

2019
So weit, so gut

Kurz nach diesem schicksalhaften 25. Juli 2007 wurde ich in den handelsüblichen Schleudergang aus OP-Chemo-Strahlen-Hormonbehandlung gesteckt, von einer Therapeutin an die Hand genommen, gönnte mir als kleines Sahnehäubchen eine Mistelkur aus der alternativen Ecke und bin seitdem wohlauf. Jedenfalls soweit ich das von außen beurteilen kann. Längst nicht jeder Tag meines Lebens ist vergnügungssteuerpflichtig (am wenigsten die Tage, an denen es mal wieder irgendwo im Körper ziept und zieht und ich das Schlimmste vermute). Aber im Großen und Ganzen ist alles okay. Manchmal sogar besser.

Heute bin ich eine Veteranin des Widerstands gegen diese Dreckskrankheit, den bösen K. Apropos: Ich nenne ihn immer so, weil ich im Laufe der Zeit kapiert habe, wie viel Horror allein das K-Wort versprüht. Bei uns Betroffenen zwangsläufig, uns hat's schließlich erwischt. Aber bei allen anderen genauso. Wenn nicht noch mehr. Selbst kluge, besonnene Zeitgenossen werden reflexhaft leichenblass und fangen das große Stammeln an, wenn sie das Wort nur hören.

Und es wird garantiert nicht besser, wenn sie mit einer leibhaftigen Diagnose konfrontiert werden. Wenn es einen ihrer Lieben trifft, müssten sie die Nerven behalten, pragmatisch sein, eine starke Schulter bieten.

Aber sie kriegen's einfach nicht gebacken. Anstatt uns tatkräftig zu unterstützen, kommen sie uns wahllos mit allem, was ihr panikvernebeltes Gemüt noch zustande bringt: Ratschläge von Kurkumakur bis Auramessung; Krebsgeschichten zwischen nett und daneben (»Meine Oma hatte ja damals auch Krebs ...«); verschwurbelte Psychokacke (»Du musst dich fragen, was dein Körper dir damit sagen will«), hilflose Trostversuche (»In der Mitte der Nacht beginnt der neue Tag!«). Und tränenheiße Betroffenheit so weit das Auge reicht.

Wenn man das alles so sieht und hört, könnte man glatt meinen, wir hingen schon mit einem Bein in der Grube.

Na toll.

Selbst wenn's aus medizinischer Sicht gar nicht so übel ausschaut – bei so viel offensichtlicher Hoffnungslosigkeit muss unsereins schwer aufpassen, sich nicht noch ein bisschen kränker zu fühlen, wenn nicht gleich dem Ende nahe. Schließlich »weiß doch jeder«, wie solche Geschichten enden: Erst kommt der Krebs, dann kommen ChemoGlatzeKotzbrech&Strahlung, dann kommt der Rückfall, und dann ist man tot.

Diese todsichere Kausalkette ist durch die Fortschritte der Medizin auf dem Weg zum Klischee. Einige Krebsarten *können* immer noch zum Todesurteil werden – aber die Liste wird immer kürzer, weil die Früherkennungs- und Behandlungsmethoden immer besser werden. Nur dass uns das niemand so klipp und klar erklärt. Am allerwenigsten die Mediziner. Die präsentieren uns ihre Prognosen und »statistischen Überlebensraten«, als handele es sich um höchstrichterliche Urteile zwischen Bewährungs- und Todesstrafe, von der Wissenschaft statistisch beglaubigt, unwiderruflich. Und völlig ungeachtet der Tatsache, dass die alte Weisheit »zwei Ärzte = zwei Meinungen« nachweislich auch für Krebsprognosen gilt.

Leider dauert es sehr lange, bis uns dämmert, dass die Aussagekraft dieser Zahlen eher dem Wetterbericht für die kommende Woche entspricht als einem amtlich verbrieften Urteil. Für unsereins ist zunächst jede Diagnose tiefschwarz. Wir müssen erst mühsam begreifen, dass der böse K nun wirklich nicht immer ein Todesurteil ist. Nicht nie mehr, aber immer seltener. Dass es zwar tiefschwarze, aber deutlich häufiger mittel- bis lichtgraue Befunde gibt. Je nach Sachlage sogar silbergraue: Behandlung abgeschlossen, Fall erledigt.

Doch mit Erfolgsmeldungen ist der kollektiven Horrorvision glatzköpfiger Elendsgestalten offenbar nicht beizukommen, im Gegenteil: Der böse K hat inzwischen sogar HIV und AIDS den Rang abgelaufen als letztes großes Schrecknis unserer Zeit, gegen das weder Versicherung noch Vermögen hilft.

Und genau das ist das größte Problem an dieser Krankheit: Als wären wir mit der Zusammenrottung böser Zellen in unserem Körper nicht schon genug geschlagen, müssen wir obendrein die ganzen Leute ertragen, die sich schon weinend an unserem Grabe sehen.

Nach vorherrschender Meinung bleiben uns da eigentlich nur zwei Optionen, eine so düster wie die andere:

Entweder wir ziehen »in den Kampf«. Den wir allerdings aller Voraussicht nach nur verlieren werden, wie uns einschlägige Fernsehschmonzetten und Todesanzeigen immer wieder gerne verdeutlichen (»nach langem Kampf gegen den Krebs ...«).

Oder wir ergeben uns widerstandslos Angst und Verzweiflung und kauern unter der Bettdecke, bis Gevatter Tod uns holen kommt.

Von meinem Naturell her – ich bin überzeugte Pessimistin und waschechter Schisshas, siehe oben – kam für mich nur die zweite Option infrage. Doch als ich mich apathisch in mein unausweichliches Schicksal fügen wollte, erinnerte mein Restverstand mich energisch daran, dass ich zwar Pessimistin und Schisshas bin – aber auch Schriftstellerin.

Als solche hatte ich gleich nach der Diagnose nach einschlägigen Ratgebern meiner lieben KollegInnen gesucht. Aber gleich wieder damit aufgehört. Jede Menge Bücher mit dem fiesen K-Wort im Titel, alle angesiedelt zwischen betulich, bierernst und bleischwer.

Also, ich weiß ja nicht, wie Sie das sehen – aber ich kriege da allergische Pusteln im Gesicht (sogar heute noch). Gedämpfter Ratgebersprech, autobiografische Survivor Storys und esoterisch angehauchte Heilsversprechen waren nun wirklich nicht das, was ich mir in der Lage wünschte.

Ich wollte, in einem Wort: Klartext. Und den im Zweifelsfalle lieber mit einem Schuss Galgenhumor als mit einem Hauch von Totengräberstimmung. Der Behandlungsparcours ist das eine – aber was kommt sonst alles auf mich zu? Noch wichtiger: Wie kann ich am besten mit dem ganzen Kram umgehen? Was kann ich tun, was kann ich frohen Herzens bleiben lassen? Und am wichtigsten: Wie kann ich mich gegen diese verfluchte Aura von Verdammnis wappnen, die den bösen K umwabert, meine Lieben permanent in Tränen ausbrechen lässt und dadurch meine mühsam zusammengekratzte Zuversicht immer wieder aufs Neue in Grund und Boden torpediert?

Uns hat's erwischt – und ihr klappt zusammen?

Damals habe ich so ein Buch nicht gefunden. Also beschloss ich, doch lieber in den Widerstand gegen Gevatter Tod zu gehen, anstatt mich ihm zu ergeben, und dieses Buch selbst zu schreiben. Irgendwann, wenn alles überstanden wäre.

Seitdem habe ich mir viele Notizen gemacht, Freundinnen beigestanden, Erfahrungen mit anderen Veteranen ausgetauscht – und dann all mein Wissen in die nächsten 253 Seiten gepackt. In 36 Schlüsselbegriffe unterteilt, sind da jede Menge Sach-, Krach- und, ja, sogar auch Lachberichte versammelt. Sie sind unabhängig voneinander lesbar, aber verbunden durch die eine ganz entscheidende Erkenntnis:

Es hat zwar uns erwischt, nicht die Leute um uns herum. Aber die sind trotz bester Gesundheit mit unserer Lage noch überforderter als wir. Also müssen wir den anderen auf die Sprünge helfen. Schon allein deshalb, um unsere Restbestände an Lebensmut vor ihnen und ihrer Horrorvision zu schützen. Was reichlich paradox, aber trotzdem die traurige Wahrheit ist.

Traurig deshalb, weil wir erstens mit dem Behandlungsparcours und unseren eigenen minütlich wechselnden Stimmungsausschlägen schon genug zu tun haben und die Weltuntergangsstimmung unserer Lieben so dringend brauchen wie ein Loch im Kopf. Und weil wir zweitens selbst keinen blassen Schimmer haben, was dieser Schleudergang mit Körper und Gemüt so alles anstellt. Und deshalb den anderen auch nicht erklären können, was sie jetzt zu unserem Besten bitte schön tun oder aber dringend lassen sollten. Wir sind bestenfalls hinterher schlauer – aber hinterher nützt halt längst nicht so viel wie vorher.

Aus diesem Grund habe ich dieses Buch geschrieben. Ich selbst nenne es zärtlich meine Krebs-Fibel – aber nur, wenn niemand dabei ist. Immerhin weiß ich aus eigener Erfahrung, dass das ominöse K-Wort nicht etwa Neugier, sondern Fluchtreflexe auslöst. Was ausgesprochen schade wäre, denn in dieser Fibel sind jede Menge Infos versammelt:

- Krebsneulinge aller Art – ganz egal, welchen Körperbereich es in welcher Form erwischt hat – finden hier so ziemlich alles, was unsereins wissen will oder sollte, aber bisher höchstwahrscheinlich nur teilweise oder noch gar nicht erfahren hat;
- alle anderen – Angehörige, Freunde, Kollegen, Chefs, Ärzte, Journalisten und wer sonst noch mit uns zu tun hat, ohne dass es ihn/sie bisher selbst erwischt hätte – finden hier jede Menge Anregungen, womit sie uns helfen können. Und womit nicht.

Diese meine Fibel habe ich bewusst nicht in dieser gedämpften Tonart formuliert, die gleich an die Letzte Ölung denken lässt. Sondern mit einer ordentlichen Portion gepflegten Galgenhumors. Lachen wurde von der Wissenschaft schließlich schon vor einiger Zeit in den Rang eines Heilmittels erhoben.

Wobei mir sehr bewusst ist, dass ich mit meiner Flapsigkeit den einen oder anderen, den es echt heftig erwischt hat, vor den Kopf stoßen könnte. Falls es Ihnen so geht: Bitte verzeihen Sie mir. Ich will nichts verharmlosen, und taktlos oder verletzend sein will ich erst recht nicht. Aber eines will ich definitiv – diese Dreckskrankheit rausholen aus der Horrorecke. Für mich, für Sie, für alle, die es in Zukunft erwischen wird. Und für alle anderen auch.

Also auf in den Widerstand gegen das »Krebs = Tod«-Klischee in den Köpfen. Ich weiß, das ist ziemlich viel verlangt, wenn man gerade mittendrin steckt und bis dato kein Licht am Ende des Tunnels entdecken kann. Aber wer soll das sonst schaffen, wenn nicht wir?

*Besondere Situationen
erfordern besondere Maßnahmen.*

Abtauchen, Nerven sägen, totschweigen:
Wie Nicht-Krebse auf unsereins reagieren

Die Diagnose unterteilt unser Leben mit einem Mal in ein seliges Davor und ein unseliges Danach. Als wäre das nicht schon einschneidend genug, unterteilt sie obendrein sämtliche Menschen um uns herum in »können damit umgehen« und »können nicht damit umgehen«. Das passiert zwar nicht auf einen Schlag, kann aber einer sein. Und zwar womöglich ein ziemlich heftiger. Denn man lernt alle anderen – Verwandte, Freunde, Nachbarn, Kollegen, sonstige Bekannte – quasi noch mal neu kennen.

An dieser Stelle bitte ein Tusch für all diejenigen, die sich von der Aura des bösen K *nicht* einschüchtern lassen. Die uns zugewandt bleiben, Fragen stellen, Ruhe ausstrahlen, pragmatisch schauen, wenn gerade besondere Not am Mann oder an der Frau ist, und uns auch dann noch beistehen, wenn die »Ach-wie-schrecklich«-Rufer schon zur nächsten menschlichen Tragödie weitergezogen sind.

Hallo ihr alle – ihr seid einfach toll! Nicht nur wegen eurer Hilfe und Unterstützung. Sondern schon allein deshalb, weil ihr uns nicht hängen lasst. Dass unsere Gesundheit das tut, ist schon Schock genug. In *der* Krise dann auch noch erleben zu müssen, wie sich vertraute Figuren aus unseren Kreisen mehr oder weniger unauffällig verkrümeln, ist ein so niederschmetterndes Gefühl, dass man es seinem ärgsten Feind nicht wünscht.

Und trotzdem muss ausnahmslos jeder von uns sich früher oder später (meistens schon früher) der traurigen Tatsache stellen, dass ein gar nicht mal so kleiner Prozentsatz der Menschen um uns herum der »Kann-nicht-damit-umgehen«-Fraktion angehört. Hier ihre verbreitetsten Vertreter:

Die Nervensägen. Sie meinen es nur gut mit uns. Aber sie kriegen's einfach nicht gebacken. Vor lauter Unsicherheit plappern sie sich und uns in Grund und Boden. Erst versuchen sie sich in trostlosen Trostversuchen (»Du Ärmste!«, »Wie schrecklich!«, »Wie hältst du das nur aus?«) und Durchhalteparolen (»Du musst positiv denken!«, »Das wird schon wieder!«, »Du musst jetzt kämpfen!«).

Dann kommt die hohe Zeit der Ratschläge und Krebsgeschichten. Was beides wunderbar wäre, wenn es sich um Mutmacherratschläge und Mutmacherkrebsgeschichten handelte. Aber meistens ist das Gegenteil der Fall. Die Nervensägen zeichnen sich auch aus durch Edeljammer über die Abzocke gestern beim Italiener / diese ewigen Schlangen bei der Post / das fiese *After Shave* des neuen Chefs / kneifende Hosen / das hellhörige Hotelzimmer neulich auf Fuerteventura. In einem normalen Leben sicher alles ernste Ärgernisse. Aber im Vergleich zu unseren Sorgen nicht mehr als bestenfalls niedlich.

Die Schönfärber. Unterspezies der Nervensägen, die uns die Diagnose als Rettung zu verkaufen versucht: »Das ist doch ein *Segen*, Gefahr erkannt – Gefahr gebannt!« Oder: »Wie *gut*, dass du jetzt endlich weißt, was los ist!« Gerne auch: »Lieber *jetzt* diese Diagnose als später, wenn der Krebs schon gestreut hat!« Das Ganze dekoriert mit demonstrativem Frohsinn im Gesicht und einer doppelten Portion Zweckoptimismus in der Stimme.

Netter Versuch.

Aber fast immer ein Rohrkrepierer.

Die Totschweiger. Die Nervensägen reden viel, gerne auch zu viel – aber immerhin *reden* sie mit uns. Was man von den Totschweigern nicht sagen kann. Die sind überdurchschnittlich oft in Intellektuellenkreisen anzutreffen. Dort gehört es quasi zum Benimmstandard, auch schwierigste Themen »offen und unverkrampft« zu behandeln. Klingt gut. Führt aber de facto oft zum Totalausfall des Sprachzentrums, ausgelöst durch einen unüberwindbaren Abgrund zwischen Wollen und Können. Die Totschweiger *wollen* uns ja beistehen. Aber gleichzeitig wissen sie nicht, ob wir »darüber« reden wollen oder nicht (Hand aufs Herz: Ein paar von uns wollen auch wirklich nicht drüber reden, was ein Teil des grundsätzlichen K-Problems ist). Und sie haben Angst, durch unbedachte Äußerungen womöglich in der Nervensägenfraktion zu landen. Also sagen sie lieber gar nichts.

Manche unter ihnen sind immerhin so klug, ihr Schweigen diplomatisch in Fürsorglichkeit zu verpacken (»Ich hab Angst, dich zu stören, da lass' ich dich lieber in Ruhe, bis du dich mal meldest ...«).

Andere wiederum – besonders Männer – versinken in Sprachlosigkeit, sobald *das* Thema aufs Tapet kommt. Beredtes Schweigen nennt man das dann wohl.

Und ausnahmslos alle Totschweiger sind daran zu erkennen, dass sie a) das böse K-Wort nicht über die Lippen bringen, sondern beschwichtigend von »der Erkrankung« sprechen, und b) nie auch nur eine einzige Frage stellen, die tiefer geht als ein lauwarmes »Wie geht's dir?«. Das bringen sie zwar über die Lippen – Benimm verpflichtet –, aber ihr Blick verrät ihre Hoffnung, möglichst schnell über etwas anderes reden zu dürfen.

Die Abtaucher. Mit Abstand die übelste Kategorie unter den Neuentdeckungen in unserem Leben »danach«. So übel, dass unsereinem glatt der stimmungsrettende Sarkasmus vergeht und nackter Fassungslosigkeit weicht, wenn sich mal wieder jemand klammheimlich verdrückt, den wir eigentlich zu unseren besten FreundInnen gezählt hatten. Mit solchen plötzlichen Totalverlusten wird nämlich ausnahmslos jeder von uns konfrontiert. Kein Veteran, der nicht mindestens einen Abtaucher zu beklagen hätte. Einen Menschen, der »vorher« nett, zugewandt, aufmerksam, zuverlässig, vertraut schien – aber seit der Diagnose von der Bildfläche verschwunden ist. Entweder nach und nach oder Knall auf Fall. Vor vierzig Jahren hätte man dieses Phänomen noch mit der Angst vor Ansteckung erklären können (unglaublich, aber wahr). Aber heutzutage? Da ist es immer noch irgendwie erklärbar (Unsicherheit – Angst – eigene Probleme – und so) und trotzdem schlicht zum Kotzen. Denn die Abtaucher sind nichts anderes als der schlagende Beweis dafür, dass Krebs für unsere Gesellschaft nach wie vor der ultimative Horror ist. So gruselig, so tabubefrachtet und angstbesetzt, dass selbst »Freunde« auf Tauchstation gehen. Das Herz vielleicht sogar voller Mitgefühl, aber auf alle Fälle die Hosen voll. Obwohl das in *unserer* Situation weitaus näher liegt als in ihrer.

Na toll.

Gesellschaft, du hast echt noch viel zu lernen.

So lange muss unsereins sich halt damit trösten, dass Krebs ein sehr effizienter Freundschaftstest ist. Manche »Freunde« müssen im Laufe des Parcours als Totalverlust abgeschrieben werden. Das ist extrem bitter. Dafür kommen – und das ist eine wirklich schöne, tröstende Erkenntnis – immer neue dazu. Veteranen, Mitpatienten, entfernte Bekannte mit einschlägigen Erfahrungen und/oder frei von Berührungsängsten, die uns auf einmal ganz nah sind. Zusammen mit all den unerschrockenen, pragmatischen, hilfsbereiten Menschen in unserem Umfeld (im Vergleich zu den Abtauchern sind sie Gott sei Dank die Mehrheit) helfen uns die »Neuen«, diese Krankheit zu überstehen.

Und wenn wir uns dann irgendwann bekrabbelt haben, könnten wir sogar Verständnis für die Abtaucher entwickeln, so nach dem Motto »ihr Armen, ihr konntet halt nicht anders«. Könnten wir. Muss aber nicht sein.

Siehe auch unter

→ Vorsicht, Hobbypsychologen im Anmarsch, S. 128 ff.
→ Ratschläge: Ernährung, Esoterik und andere Missionsgebiete, S. 191 ff.

Ärzte und wie man sie überlebt

Hausärzte und Fachärzte. Für uns spielen sie eine Hauptrolle, angesiedelt irgendwo zwischen Unheilsboten und Heilsbringern. Sie stellen die Diagnose, verordnen die Therapie. Erst machen sie das Übel ausfindig, dann bekämpfen sie es. Mit modernster Technik und nach allen Regeln der Kunst. Nur leider nicht immer mit der erforderlichen psychologischen Grundausbildung. Dabei bräuchten sie die dringend. Mindestens genauso wie ein gutes Auge, ultramoderne Schallköpfe, enzyklopädisches Spezialwissen.

Hausärzte sind vielleicht nicht immer am Puls des medizinischen Fortschritts, aber dafür kennen sie ihre Patienten seit Jahren und zeigen mehr Einfühlungsbereitschaft. Jeder gute Hausarzt kann im Krisenfall sofort umschalten auf Psychotherapeut und erst mal zuhören, beruhigen, beraten.

Ein dreifaches Hoch auf alle Fachärzte, die das auch können! Und es gibt sie tatsächlich, diese Lichtgestalten. Radiologen, Onkologen, Gynäkologen, Gastroenterologen, Dermatologen und Internisten, die uns einschlägige Diagnosen nicht nur fachlich, sondern auch menschlich korrekt mitteilen. Wenn unsereins an einen von *diesen* Spezialisten gerät, ändert das zwar nichts am Befund. Aber daran, wie wir damit klarkommen. Wenn auf der anderen Seite des Schreibtischs jemand sitzt, der Erfahrung im Umgang mit Schockstarre hat und geduldig jede Frage beantwortet, die uns aus dem Mund tropft, nachdem das Gehirn wegen akuter Überforderung abgestürzt ist – dann ist das wie das berühmte Licht in dunkler Nacht.

Ein Licht ist kein Rettungskommando, klar. Aber immerhin ermöglicht es eine gewisse Orientierung. Die wiederum ist ausgesprochen hilfreich. Denn sie zeigt uns mitten im schwärzesten Moment, dass dem bösen K besser beizukommen ist, wenn der Verstand sich nicht widerstandslos der Panik ergibt.

Sollten Sie auf einen solchen Facharzt treffen, müssen Sie zwar nicht unbedingt beim Abschied vor Dankbarkeit auf die Knie fallen – aber verdient hätte er oder sie es allemal.

Denn solche Lichtgestalten sind die Ausnahme. In der Regel sind Fachärzte fachkompetent, wie der Name schon sagt. Aber mit Einfühlungsvermögen und Sozialkompetenz haben sie es nicht so. Was vermutlich daran liegt, dass die psychologischen Grundlagen des Patientengesprächs noch nicht allzu lange bei Medizinstudenten auf dem Lehrplan stehen.

Außerdem haben Fachärzte im Vergleich zu Hausärzten einen härteren Job, keine Frage. Während Letztere im Laufe ihrer langjährigen Beziehung zu ihren Patienten auch mal so vergleichsweise harmlose Beschwerden wie Nagelpilz, Sehnenzerrungen und Magen-Darm-Grippe diagnostizieren dürfen, betreten die Spezialisten erst die Bühne, wenn mindestens ein Anfangsverdacht im Raum steht.

Manchmal dürfen sie kraft ihrer Fachkompetenz einen Freispruch verkünden. Dafür braucht es keine besonderen menschlichen Qualitäten. Freudestrahlen, Erleichterungstränen, danke, der Nächste bitte.

Mindestens genauso oft müssen sie allerdings einem ihnen weitgehend unbekannten Menschen mitteilen, dass sie etwas gefunden haben. Solche Gespräche sind schwierig, sehr schwierig. Sogar mit psychologischer Begabung oder Schulung. Aber ohne sind sie mindestens ein Stressfaktor, wenn nicht ein Desaster. Und zwar für alle Beteiligten.

Für die Ärzte, wie sich aus dem in ihrer Zunft verbreiteten Alkohol- und Medikamentenmissbrauch sowie an der im Vergleich zur Allgemeinbevölkerung erhöhten Suizidrate ablesen lässt.

Und für uns erst recht. Einschlägige Diagnosen sind an sich schon wie ein Schlag mit dem ganz dicken Holzhammer. Sie können aber leicht zum Horror werden, wenn sie noch dazu von einer der folgenden Spezies verkündet werden:

Die Gottheiten. Eng verwandt mit den Fachchinesen, siehe unten. Sie verkünden ihr Urteil in einem Kurzvortrag, der für den Durchschnittspatienten nur bruchstückweise zu verstehen ist, dafür aber Wort für Wort in einem Fachjournal abgedruckt werden könnte. Auf Verständnisfragen reagieren sie verständnislos, insbesondere, wenn sie von Nichtakademikern kommen. Kontroverse Rückfragen von Patienten sind nicht statthaft. Sollten diese das Wagnis dennoch eingehen und sich dabei womöglich auf eigene Internetrecherchen berufen, drohen der sofortige Praxisverweis sowie eine Anzeige wegen Majestätsbeleidigung.

Die Fachchinesen. Oft handelt es sich um jüngere Ärzte. Anders als die Gottheiten setzen sie ihr Fachvokabular nicht unbedingt als Distinktionsmerkmal ein, sondern aus reiner Gedankenlosigkeit. Sie haben noch nicht begriffen, dass sie mit Patienten anders sprechen müssen als mit ihresgleichen. »Bei Ihrem multifokalen Mammakarzinom haben Sie in der neoadjuvanten Situation mit der postoperativen Applikation von Taxanen wahrscheinlich einen Benefit von mehreren Prozent.«

Aaaaha. Fachkompetenz sehr gut, Sprach- und Sozialkompetenz mangelhaft.

Die Maulfaulen. Ähnlich wie bei den Fachchinesen ist das Hauptproblem an ihnen nicht ihre Arroganz, sondern ihre Gedankenlosigkeit. Sie *kommen* einfach nicht drauf, dass wir minutenlang tausend Tode sterben, während sie wortlos mit dem Ultraschallkopf in diverse Körperregionen spähen. In modern ausgestatteten Untersuchungsräumen darf der dankbare Patient zwar über einen eigens für ihn angebrachten Monitor die Untersuchung verfolgen – aber kaum jemand von uns kann darauf mehr erkennen als ein paar grobkörnig verrieselte Schatten, die an die Zeit erinnern, als man Fernsehantennen noch per Hand einstellen musste. Da wäre es eine Riesenhilfe, wenn der Arzt auch mal ein paar erklärende Worte verlöre, anstatt sich nur gelegentlich zu räuspern oder den Kopf zu schütteln. Kann schon sein, dass Schweigsamkeit das ärztliche Konzentrationsvermögen erhöht. Aber die Panikgefahr des Patienten erhöht sie nun mal leider auch.

Die Feiglinge. Sie sehen, was Sache ist. Aber sie trauen sich nicht, dem Patienten reinen Wein einzuschenken. Lieber reden sie sich raus mit Sätzen wie:»So ein Scan, das sind Hunderte Bilder, die kann ich mir frühestens heute Abend anschauen ...« Oder sie sagen gar nichts und überlassen es ihren Sprechstundenhilfen, uns einen Umschlag in die Hand zu drücken, kommentiert durch die ominöse Bemerkung:»Das hier sollte sich Ihr behandelnder Arzt gleich anschauen.« Im schlimmsten Fall kriegt man nur den knappen Bescheid, der Untersuchungsbericht werde dem behandelnden Arzt auf dem Postweg zugestellt. Was für Furchtlose und Vogelstrauß-Strategen vermutlich völlig okay ist, aber allen anderen ein paar zusätzliche schlaflose Nächte beschert.

Die Krankenkassenschisser. Wie jeder andere Arzt wollen sie das Beste für ihre Patienten, keine Frage. Aber für Kassenpatienten haben sie leider Gottes nur *das* Beste im Angebot, was AOK & Co. als gut genug betrachten. Zugegeben, selbst die Herrschaften in Weiß können bei Auseinandersetzungen um Kassenabrechnungen reichlich Federn lassen und müssen womöglich aus eigener Tasche draufzahlen. Weshalb einige den Sparzwang offenbar stärker verinnerlicht haben als ihren hippokratischen Eid und einem Kassenpatienten daher selbst in Krisensituationen nicht mehr Zeit schenken, als in den Behandlungspauschalen vorgesehen. Ganz zu schweigen von ihrer geringen Bereitschaft, nicht kassenkonforme Medikamente und Untersuchungen zu verschreiben.

Die Zyniker. Jeder Krebsveteran weiß von mindestens einer Begegnung mit einem Vertreter dieser Spezies zu berichten. Sie ist offenbar weit verbreitet. Was kein Wunder ist, denn wie jeder Psychologe gerne bestätigen wird, ist Zynismus häufig eine Schutzhaltung, mit der schwer Erträgliches mental auf Abstand gehalten wird. Demnach wären die Zyniker unter den Fachärzten also unter ihren weißen Kitteln nichts als arme verunsicherte Seelen. Also nichts anderes als wir im Moment der Diagnose (sieht man von den weißen Kitteln mal ab). Nur dass wir obendrein ihre gefriergetrockneten Kommentare ertragen müssen. Ein paar kleine Kostproben gefällig? »Wenn Sie in sechs Monaten noch leben, haben Sie wirklich Glück gehabt!« – »Herzlichen Glückwunsch, Sie haben voll in die Mülltonne gegriffen mit Ihrer Familie. Wenn Sie Ihr Leben nicht sofort umstellen, werden Sie an Krebs sterben.« Wie schön zu wissen, dass wenigstens die armen verunsicherten Ärzteseelen dank dieser Schutzhaltung des Nachts besser schlafen können.

Die Raffkes. Mit Abstand die schlimmsten Vertreter ihrer Zunft. Sie verstehen sich meisterhaft darin, ihren Patienten Hoffnung zu schenken, mittels ultramoderner Operationsverfahren, revolutionärer Behandlungsmethoden, spektakulärer Neuentwicklungen, altchinesischer Phytotherapien. Die jedoch leider, leider von den Kassen nicht erstattet werden. Wer daraufhin gesteht, sich als privater Zuzahler höchstens Schüßlersalze leisten zu können, muss damit rechnen, dass das optimistische Lächeln solcher Spezialisten schlagartig höchster Besorgnis um unser weiteres Schicksal weicht. Im Zweifelsfall noch untermalt durch Bildbeweise nach Art eines Münchner plastischen Chirurgen, der – selbstverständlich nur zu meinem Allerbesten – Fotos missglückter Brustoperationen über seinen Bildschirm flimmern ließ, während er mir seine bescheidenen Honorarvorstellungen erläuterte.

Einziger Trost angesichts solcher Geschäftemacher: Der durchschnittliche Kassenpatient kommt mit ihnen nicht in Berührung. Die anderen Spezies hingegen bleiben kaum jemandem von uns auf Dauer erspart. Trotzdem müssen wir ihre Marotten nicht klaglos ertragen:

Wenn wir die Ausführungen eines Arztes nur teilweise oder gar nicht verstehen, dürfen wir nachhaken. Wirklich! Zur

Not auch mehrfach und ganz ohne Scham. Schämen muss sich einzig und allein der Arzt. Dafür, dass er offenbar nicht in der Lage ist, uns in Normalsprache zu erklären, was los ist.

Wenn wir nicht auf das schriftliche Untersuchungsergebnis warten wollen, können wir das einfach sagen. Viele Ärzte sind auf Anfrage bereit, zumindest kurz über den Befund zu sprechen. Zur Not hilft auch ein energisches: »Ich geh hier erst raus, wenn ein Arzt mir erklärt hat, wie's aussieht.«

Wenn sich für uns verwirrende Diagnoseunterschiede auftun, *müssen* wir nachfragen. Und zwar ungeachtet zunehmender Anzeichen von Ungeduld oder Unverständnis des ärztlichen Gegenübers so lange, bis alle Fragen geklärt sind. Nichts ist schlimmer, als hinterher nächtelang zu grübeln, nur weil man im entscheidenden Moment nicht die Traute hatte, noch mal nachzufragen.

Wenn Sie aus Erfahrung wissen, dass jedes Arztgespräch Ihren Verstand mit Panikwellen überschwemmt – gehen Sie nicht allein hin. Nehmen Sie jemanden mit, der sich nicht so schnell einschüchtern lässt und stellvertretend für Sie all die Fragen stellt, die auch Sie noch deutlich formulieren konnten, bevor Ihnen Angst und Praxisgeruch die Sprache verschlugen.

Bedauerlicherweise werden einige Vertreter der Ärzteschaft durch diese Strategien kein bisschen erträglicher. In solchen Fällen gibt's nur eins: Arztwechsel. Und alles aufschreiben, was zu diesem Entschluss geführt hat. Zunächst rein privates Notizgekritzel, als Schreibtherapie, um die Sache aus dem Kopf zu kriegen. Doch sobald unsereins sich stark genug fühlt, sollten wir unsere Notizen als Basis für eine Beschwerde verwenden. Beim Arzt selbst, bei der Kasse, bei Patientenverbänden. Oder aber bei einem Ärztebewertungsportal wie Jameda oder Sanego. Wir leben schließlich im Internet-Zeitalter, da ist argumentativ belegte Kritik durch ehemalige Patienten für Ego und Honorarniveau des Arztes ausgesprochen kontraproduktiv. Für den Patienten hingegen ist ein kritisches Feedback via Bewertungsportal eine legitime Notwehrstrategie – David gegen Goliath.

Offen geäußerte Kritik kostet Kraft, Zeit und Mut. Alles Eigenschaften, die wir in unserer Situation nicht gerade im Überfluss zur Verfügung haben. Und trotzdem sollten wir's tun. Allein schon aus Verantwortungsgefühl: *Uns* wird diese Aktion außer einer gewissen Genugtuung nicht mehr viel bringen – aber eine Menge zukünftiger Patienten wird uns wahrscheinlich aus tiefster Seele dankbar sein. Dafür, dass wir ihnen traumatische Begegnungen mit solchen »Koryphäen« ersparen. Oder dafür, dass die sich aufgrund solcher Feedbacks doch noch irgendwann ein bisschen Einfühlungsvermögen aneignen. Man soll die Hoffnung ja nie aufgeben.

Siehe auch unter

→ *Dr. Google, Risiken und Nebenwirkungen, S. 94 ff.*
→ *Die große Behandlungsfrage oder: Ratlos zwischen Ross- und Mistelkur, S. 72 ff.*

Die Arbeit: Vom bedenkenlosen Ausstieg zum geglückten Wiedereinstieg

Die tägliche Arbeit ist für die Mehrheit der Bevölkerung der zentrale Lebensbereich, je nach Job und Verdienst angesiedelt irgendwo zwischen Segen und Fluch. Einerseits finanziert das tägliche Tun den Lebensunterhalt und bringt mit etwas Glück auch Selbstbestätigung, Lebenssinn und womöglich sogar einen gewissen Spaßfaktor. Andererseits ist der Arbeitsplatz ein Stressauslöser der Spitzenklasse: Leistungsdruck, Konkurrenzkämpfe, gewöhnungsbedürftige Vorgesetzte, intrigante Kollegen, nervtötende Kunden, Demotivation als Dauerzustand. Der Durchschnittsbeschäftigte verbringt sein Berufsleben auf einer Achterbahn zwischen Freude und Frust. Wobei die Fruststrecken deutlich ausgeprägter sind, wie sich allein an der starken Zunahme von Attesten wegen psychischer Erkrankungen ablesen lässt.

Der böse K haut dieser Achterbahnfahrt eine Vollbremsung rein. Diagnose und Behandlungsparcours lassen unsere Leistungsfähigkeit nämlich zumindest am Anfang gegen null tendieren. Feierabend, nur ohne Feier.

Für die Freiberufler unter uns kann's da schnell brenzlig werden, sofern sie nicht die Weisheit (und das nötige Kleingeld) besaßen, beizeiten eine private Krankentagegeld- oder Arbeitsunfähigkeitsversicherung abzuschließen.

Wie gut haben es da die sogenannten abhängig Beschäftigten. Sie werden krankgeschrieben und kommen sodann in den Genuss des gesamten Maßnahmenarsenals, das ein moderner Sozialstaat wie Deutschland in diesem Falle auffährt: sechs Wochen Lohnfortzahlung, bis zu 72 Wochen Krankengeld, Kündigungsschutz, Reha, Wiedereingliederungsprogramme für die schrittweise erfolgende Rückkehr in den Job. Für die überwiegende Mehrheit aller Kranken auf der Erde ein ferner Traum – aber bei uns gesetzlich vorgeschrieben. Hurra!

Duo Paradox:
Angst vor dem Ende & Angst vor der Bank

Angestellte sind im Vergleich zu Freiberuflern quasi eine geschützte Spezies. Trotzdem toben bei den einen wie bei den anderen oft dieselben Angstmacher durch die Hirnwindungen: Horror vor dem Ableben – und Horror vor der Pleite. Dass Horror Nummer zwei, nämlich die Pleite, reichlich überflüssig ist, falls Horror Nummer eins zeitnah eintritt, fällt dabei paradoxerweise kaum ins Gewicht. Zwischen Obdachlosigkeits- und Beerdigungsfantasien wirbeln die Schreckensvorstellungen sinn- und zusammenhanglos durcheinander.

Was einerseits nur verständlich ist. Aber andererseits auch ausgesprochen anstrengend. Deshalb sollte unsereins diesen verhängnisvollen Doppelpack energisch in seine Bestandteile zerteilen, bevor er unser Betriebssystem abstürzen lässt.

Und siehe da: nix »Doppelpack«! Das eine Päckchen ist nämlich deutlich kleiner als das andere. Unsere gesundheitliche Schieflage ist das einzig wirklich dringende und wirklich wichtige Problem.

Im Vergleich dazu ist eine finanzielle Schieflage eindeutig das kleinere Übel. Der Kontostand ist wichtig, klar. Aber weder so existenziell dringend noch so akut wie das Ziel, möglichst bald wieder auf die Beine zu kommen.

Ist der Doppelpack einmal zerlegt, zerfällt übrigens auch das Schreckgespenst der Altersarmut innerhalb von Sekunden zu Staub: Warum noch um die Rentenhöhe bangen, wo gerade nicht mehr unbedingt sicher scheint, dass man das Rentenalter überhaupt erreicht. Zynisch? Ach was. Ich würd's eher Galgenhumor nennen. Das trifft die Sache ziemlich gut.

Schon mal was von BEM gehört?

Heutzutage sitzt die Angst vor Jobverlust und Absturz in Hartz IV sowieso bei allen auf dem Beifahrersitz. Bei den Fitten, Jungen, Gesunden genauso wie bei den weniger Fitten, weniger Jungen und weniger Gesunden. Letztere haben die schlechteren Karten, heißt es immer. Doch ausgerechnet wir können mitten im Gesundheits-GAU erst mal aufatmen. Mit dem Betrieblichen Eingliederungsmanagement (BEM) hat das Bundesministerium für Arbeit und Soziales kündigungswütigen Profitgeiern nämlich ordentlich die Flügel gestutzt. Die Angestellten unter uns (auch befristet Beschäftigte, Teilzeit- und Aushilfskräfte, auch in Unternehmen ohne Betriebs- und Personalrat!) stehen unter besonderem Schutz. Sie bekommen zwar während der Krankschreibung weniger Geld, müssen sich aber wenigstens keine Sorgen über eine drohende Kündigung machen.

Wenn unser Arbeitgeber uns nicht nachweislich BEM-konforme Wiedereingliederungsvorschläge macht, darf er uns nicht feuern, auch wenn wir unser früheres Leistungsniveau (noch) nicht erreichen.

Ziemlich beruhigend, oder?

Es kann natürlich sein, dass Ihr Chef von betrieblichen Wiedereingliederungsmaßnahmen genauso wenig Ahnung hat wie von emotional kompetentem Umgang mit Krebsveteranen. In dem Fall sollten Sie ihn darauf ansprechen. Und sich ansonsten frohen Mutes auf die Rechtschutzversicherung mit angeschlossenem Schutz am Arbeitsplatz verlassen, die Sie hoffentlich vorsorglich – wie heutzutage jeder halbwegs realistische Arbeitnehmer – schon bei Beginn Ihres ersten abhängigen Beschäftigungsverhältnisses abgeschlossen haben. Haben Sie nicht? Dann wird's aber Zeit.

Sie sind aber nun mal selbstständig und finanziell sowieso nicht gerade gut aufgestellt? Ein Grund für Ängste, klar. Aber kein Grund zur Scham. Ist die erst mal entsorgt, haben Freiberufler durchaus Möglichkeiten, ihre Geldsorgen für die Dauer der Behandlung einzudämmen, von temporären Einsparungen bis zu Anleihen bei Family & Friends.

Tschüs, Arbeitsstress!

Sobald die Geldsorgen entschärft sind, machen sich die Vorzüge des zeitweiligen Austritts aus der Arbeitswelt bemerkbar. Die gibt's nämlich auch. Und sie sind ein echter Segen für Nerven, Immunsystem und Selbstheilungskräfte. Denn die größten Stressfaktoren des täglichen Broterwerbs sind auf einen Schlag wie weggepustet. Leistungsdruck: weg. Zeitdruck: weg. Demotivation und Sinnfragen: weg. Ärger mit

Chefs, Kunden und Kollegen: weg. Ärger über kaputte Klimaanlagen, rückenfeindliche Arbeitsstühle und flackernde Bildschirme: weg. Weihnachtsfeier- und Betriebsausflugspflichten: weg. Wir dürfen skrupellos alle Schotten dicht machen, »krankfeiern« wird uns in unserer Situation schließlich niemand unterstellen.

Seltsamerweise ist die große Ruhe, die sich da plötzlich einstellt, für manche gar nicht so leicht zu ertragen. Perfektionisten, Workaholics, High Potentials und Hochleistungsangestellte, raus mit der Sprache: Gebt zu, dass ihr euch anfallweise bis tendenziell leer, unausgefüllt, nutzlos, womöglich sogar schuldig fühlt. »Wer soll denn jetzt meine ganze Arbeit erledigen?«, »Das kann doch keiner außer mir!«, »Wie kommen die klar, wenn ich den Laden nicht am Laufen halten kann?«

Wer zu solchen Gedanken neigt, der kriegt von Krebs und Krankschreibung eine Lektion fürs Restleben verpasst: Niemand ist unentbehrlich. Zur Not wird die Stelle, die unsereins zuvor allein mit vollem Einsatz und vollem Überstundenkonto gestemmt hat, vertretungsweise mit zwei Personen besetzt. Ein klares Indiz dafür, dass wir offensichtlich bis zu unserer Erkrankung genug für zwei weggearbeitet haben. Und unserem Arbeit- oder Auftraggeber nach der Genesung dringend ein paar Grenzen setzen sollten.

Gerade für Frauen mit unserer anerzogenen Selbstverpflichtung zum Brav- und Fleißigsein kann das mitten in der tiefsten Gesundheitskrise eine geradezu wegweisende Erkenntnis sein – die uns endlich ermöglicht loszulassen, ohne sofort von eruptiv auftretenden Selbstvorwürfen tyrannisiert zu werden. Im besten Fall begreifen wir sogar endlich, dass wir Arbeitszeit und -leistung grundsätzlich begrenzen dürfen, nicht erst im Krankheitsfall.

Arbeit als Genesungsfaktor

Klingt komisch, ist aber so: Arbeit *kann* mehr sein als nur Stressfaktor und Geldbeschaffungsmaßnahme. Es gibt schließlich auch Beschäftigungen mit Spaß- und Sinnfaktor. Wenn Sie in der glücklichen Lage sind, einer solchen Beschäftigung nachzugehen – bezahlt oder ehrenamtlich –, dann tun Sie's auch während der Behandlung. Nicht volle Pulle, bloß nicht. Aber ein bisschen, je nach Möglichkeit und Tagesform. Eine befriedigende Beschäftigung verschafft nämlich gute Gefühle, und gute Gefühle sind gut für die Genesung. Hauptsache, Sie fühlen sich bei dem, was Sie tun, weder über- noch unterfordert.

Erfüllung, Ablenkung, Selbstvergessenheit, konzentriertes Bei-der-Sache-Sein, Flow – solange ein Job auch ein paar gute Gefühle abwirft, ist er besser als depressiver Leerlauf. Manche arbeiten in Teilzeit weiter, bleiben ihrer Firma per Home Office erhalten und lassen es sich auch nicht nehmen, selbst während der Chemo ihre Steuererklärung zu machen. Obwohl sogar das Finanzamt in solchen Situationen ein verhältnismäßig großes Herz an den Tag legt.

Zumindest für die Dauer von Behandlung und Reha. Danach wünschen sich Finanzbeamte wie Arbeitgeber einen möglichst baldigen Wiedereintritt in die Mühle des Alltagslebens. Für Letztere ist ein krankgeschriebener Mitarbeiter nämlich nichts anderes als eine Betriebsstörung.

Aber die muss er stoisch ertragen, dem BEM sei Dank.

Gut geplant ist halb geschafft: Rückkehr in den Job

Die Rückkehr in den Job bringt nicht nur arbeitsbedingte Belastungen zurück, sondern auch emotionale Herausforderungen hervor: Chefs, Kollegen und Kunden, die mehr mit ihrer eigenen Angst zu tun haben als mit unserer. Die spürbar herumeiern zwischen Mitleid und kommentarlosem *Business as usual*, zwischen Hilfsbereitschaft und Fluchtreflex.

Sich an solche disparaten Verhaltensweisen zu gewöhnen, ist nicht ganz einfach für diejenigen von uns, die noch im Nachwirkungsblues feststecken. Der Behandlungsparcours zieht sich monatelang hin, nach einer so langen Abwesenheit fremdelt man sowieso. Das Gefühl, das fiese K-Wort quer über die Stirn gestempelt zu tragen, macht die Sache nicht leichter. Da ist es ausgesprochen tröstlich zu wissen, dass es in jedem Arbeitsumfeld garantiert mindestens einen Kollegen gibt, der mit der Situation umgehen kann, der Sie mag und der Ihnen zur Seite steht. Kann durchaus sein, dass diese KollegInnen aus einer ganz anderen Ecke kommen, als Sie erwartet hätten. Sie erkennen sie jedenfalls gleich an dem offenen Blick und an der unverkrampften Freundlichkeit, mit der sie Sie regelmäßig fragen, wie es Ihnen geht.

Erfahrungsgemäß schaffen das einige unserer werten KollegInnen leider nur ansatzweise oder gar nicht. Sogar KollegInnen, mit denen wir eigentlich befreundet sind. Oder besser gesagt: waren. Denn im Laufe der Behandlung kristallisiert sich frühzeitig heraus, wer mit der Situation nicht umgehen kann, Freundschaft hin oder her.

Schwacher Trost, aber immerhin: Die Abtaucher aus unserem Arbeitsumfeld haben in der Regel kein Problem mit *uns*.

Sondern in erster Linie ein Riesenproblem mit sich selbst. Diese Leute haben Angst. Vor dem Krebs. Und davor, im Umgang mit uns vor lauter Unsicherheit irgendetwas Falsches zu sagen oder zu tun.

Für uns, die wir gerade gefühlt dem Tod von der Schippe gesprungen sind, ist diese Angst natürlich irgendwie putzig. Aber auch eine Belastung. Also bleibt uns wieder mal nichts anderes übrig, als selbst die Initiative zu ergreifen. Wer sich gut genug fühlt, sollte während der Krankschreibung und Reha mit den Kollegen Kontakt halten. Gelegentlich auf einen Kaffee vorbeikommen. Das mag bei sichtbaren körperlichen Veränderungen von Perücke an aufwärts Überwindung kosten – aber so kann sich unser Arbeitsumfeld gleich mal an unseren veränderten Anblick gewöhnen. Was übrigens in der Regel nicht länger dauert als zehn Minuten, versprochen.

Für alle, die während der Behandlung komplett aus der Arbeitswelt aussteigen (was voll in Ordnung ist), ist eine konzentrierte Kommunikationsoffensive gleich am ersten Tag die beste Präventivmaßnahme gegen belastende Beziehungsverkrampfungen im Job: Sprechen Sie drüber, machen Sie Ihre Diagnose selbst publik. Falls es bei Ihnen so was wie Teambesprechungen gibt, ist das eine perfekte Gelegenheit. Ansonsten lassen sich am Tag eins in Absprache mit dem Chef sicher kurz die Kollegen zusammentrommeln. Ansprache vor allen ist zwar für so manchen von uns schon in gesunden Zeiten eine Horrorvorstellung. Doch so können wir vier Fliegen mit einer Klappe schlagen:

1) unseren Kollegen kurz den medizinischen Sachstand referieren, um Spekulationen, Klatsch und Tratsch von vornherein den Boden zu entziehen;

2) den zahlreich anwesenden Ahnungslosen und insbesondere dem Chef vorausschauend erklären, warum das Ende der Krankschreibung leider, leider noch lange nicht bedeutet, dass wir spielend wieder unser früheres Leistungs- und Belastbarkeitsniveau erreichen;

3) signalisieren, bis zu welchem Grad wir offen mit dem K-Thema umgehen können oder wollen, denn so können wir Kollegen ermutigen, uns darauf anzusprechen – oder sie zunächst davon abhalten;

4) uns vorab für jede moralische wie tatkräftige Unterstützung bedanken, die die Kollegen uns in der Wiedereinstiegsphase zuteilwerden lassen. Sollte dem einen oder anderen dieser Gedanke bisher noch gar nicht gekommen sein, fällt der Groschen ja vielleicht jetzt.

Siehe auch unter

→ Achtung, fertig! anstatt los: der Nachwirkungsblues, S. 170 ff.

→ Finanzen – eine himmelschreiend bittere Pille, S. 110 ff.

»Austherapiert«? Vielleicht.
Aber noch lange nicht am Ende

Austherapiert. Was für ein fieses Wort. Und noch dazu verlogen. Im allerersten Moment klingt es noch irgendwie nach: super, Therapie abgeschlossen, alles wieder gut. Doch schon Sekundenbruchteile später legt sich die Verwirrung, und der böse K schlägt mit dem größten ihm zur Verfügung stehenden Holzhammer zu: austherapiert wie aus die Maus. Die Schulmedizin ist mit ihrem Latein am Ende. Mit einem letzten kraftlosen Händedruck verabschiedet sie sich von uns und wünscht uns für unser überschaubares Restleben alles Gute. Ab jetzt sind wir eigentlich schon so gut wie tot. Für Onkologen und Chirurgen, für Family & Friends und leider oft genug auch nach unserer eigenen panikerfüllten Einschätzung. Alle diese auf uns ruhenden nassen Blicke, Stimmen, so belegt sonst nur auf dem Friedhof, Betroffenheitsbekundungen und hilf- und trostloser Smalltalk unserer Lieben, der zum Schreien komisch wäre, würde er nicht unsere eiserne Reserveration Lebensmut so massiv torpedieren.

Da möchte man sie alle am Kragen packen, ordentlich schütteln und brüllen: »Hey, macht mal halblang! Mir auch klar, dass ich krank bin und aller Wahrscheinlichkeit nach demnächst abtreten muss – aber *noch* liege ich verdammt noch mal nicht im Sterben!«

Und wer weiß denn schon, wie viel Zeit noch bleibt. Die Prognosen und Statistiken der Ärzte sind in diesem Stadium noch weniger aussagekräftig als zuvor. Unverbindliche Vermutungen, keine Weissagungen. Denn in diesen Tabellen und Berechnungen können viele Fakten nicht erfasst werden. Höchstpersönliche Faktoren, denen aber gewaltige Bedeutung zukommt: Ernährungsweise, Allgemeinzustand des Körpers, Allgemeinzustand der Seele, familiäre Situation, soziale Bindungen, genetische Disposition, Bildungsgrad, Hobbys, Glaube. Kein Wunder, dass jeder Krebsveteran mindestens drei Geschichten »austherapierter« Patienten kennt, die Jahre länger lebten, als jede Statistik das jemals für möglich gehalten hätte.

Wer sich solche Mutmachergeschichten genauer anschaut, stellt fest: Diese Leute haben sich nicht widerstandslos in das Schicksal ergeben, das ihnen in die Krankenakte gekritzelt wurde. Sondern sie führen ihr Restleben nach dem Motto »Besondere Situationen erfordern besondere Maßnahmen«. Dazu zählen insbesondere:

Gesunder Egoismus. Schluss mit jedem Muss, das einem in irgendeiner Form gegen den Strich geht. »Müssen« muss man in der Lage nämlich gar nichts mehr. Diplomatisches Rumgeeiere, faule Kompromisse, Leisetreterei, Selbstverbiegung, tapferes Ertragen sinnloser Ratschläge und trübsinniger Krebskonversationen – vorbei. Es lebe die Ehrlichkeit! Und es lebe die Lust! Alles ist gut, was uns guttut. Auch Zigaretten, auch Alkohol, und Becquerel-Pfifferlinge aus der Ukraine sowieso. Etwaige Strahlung kann uns eh nichts mehr anhaben, also was soll's.

Klartext reden. Und zwar nicht allein in unserem Interesse, sondern auch zum Besten unserer Lieben. Nach dem apokalyptischen »Austherapiert« haben die nämlich den gleichen Horrorfilm im Kopf wie wir. Ab dem Moment sind wir Tote auf Abruf. Der Tod ist aber das letzte große Tabu unserer Gesellschaft, darüber spricht man nicht, schon allein sicherheitshalber. Man will den Kranken schließlich schonen, aus Taktgefühl, und sich selbst will man auch schonen, schon allein aus Schiss ... aber was, wenn er oder sie vielleicht doch darüber reden will? – Und zack, schon fallen sämtliche Konversationsversuche der großen Sprachlosigkeit zum Opfer. Was auf Dauer schwer erträglich ist, für die anderen wie für uns selbst. Da gibt's nur eins: eine klare Ansage. Die kann je nach Tagesform und Gegenüber unterschiedlich ausfallen, sollte aber grundsätzlich schnell auf den Punkt kommen. Angst vorm Sterben, Sterbebegleitung, Sterbehilfe, Bestattungswünsche, Trauerfeier, Nachlassregelungen – es gibt viele Themen, über die unsereins vielleicht allgemein und offen reden möchte, womöglich nur mit ganz bestimmten Menschen – und vielleicht gar nicht. Ist alles okay. Wird aber für alle leichter, wenn's eine klare Ansage gibt: »Darüber will ich jetzt reden« oder »Darüber will ich jetzt *nicht* reden«.

Aufräumen. Und zwar weder Keller und Garagen noch Kleiderschränke und Akten: Für vorauseilende Schamgefühle oder Serviceleistungen gegenüber der Nachwelt gibt es theoretisch vielleicht Gründe, aber praktisch nicht den geringsten Anlass. Sachen sind *egal*. Aber nicht Beziehungen. Und auf der Liste der Dinge, die man am Ende des Tages am meisten bereut, stehen ziemlich weit oben die Punkte »Warum habe ich den Kontakt zu XY einschlafen lassen?« und »Warum habe ich meine Gefühle nicht öfter von der Leine gelassen?«.

Wer sich also die Restlebenszeit nicht auch noch mit Reue und schlechtem Gewissen versauen möchte, sollte auf den voraussichtlich letzten Drücker wieder Kontakt zum »verlorenen Sohn« suchen, Kriegsbeile begraben, Fehler wiedergutmachen, Herzensfreundschaften reparieren, um Verzeihung bitten. In jedem Leben gibt es »some unfinished business«. Diese Angelegenheiten zu einem würdigen Abschluss zu bringen, ist heilsam für die Seele. Auch wenn von Heilung ansonsten nicht die Rede sein kann.

Papierkram angehen. Vorsorgevollmacht für eine Vertrauensperson für den Fall, dass Sie sich demnächst nicht mehr selbst um Ihre Angelegenheiten kümmern können, Patientenverfügung, Testament. Dazu gibt's im Buchhandel, im Internet und in Arztpraxen zahlreiche leicht verständliche und dabei juristisch wasserdichte Formulierungsvorschläge und Formulare. Trotzdem meidet ein Großteil der gesunden Bevölkerung die Beschäftigung damit – als würde schon der Gedanke daran den Countdown für den Ernstfall in Gang setzen. Aber für uns ist nun mal mit der Diagnose auch der Moment gekommen, diese Angelegenheiten zu regeln. Je nach Verfasstheit kann einem das völlig den Rest geben – oder aber eine Riesenerleichterung sein. Insbesondere die Patientenverfügung. Mit der können wir nämlich der Horrorvorstellung entgegenwirken, am Ende ungefragt an irgendwelche Maschinen angeschlossen zu werden, die nicht unbedingt lebens-, aber höchstwahrscheinlich leidensverlängernd sind. Krankenhaushaft bis zum bitteren Ende, künstliche Ernährung, künstliche Beatmung, Dialyse, Operationen, Wiederbelebungsmaßnahmen – wer das nicht will, muss da nicht durch, wenn das vorher klipp und klar verfügt wurde. Man kann aber in demselben Formular genauso klipp und klar festlegen, dass Schmerzen & Co. mit allem gelindert werden sollen, was das medizinische Arsenal hergibt.

Palliativmedizin verstehen lernen. Obwohl das für ziemlich viele Leute immer noch viel verlangt ist. Denn wer (wie die meisten) jedwede Beschäftigung mit Krankheit und Tod nach Kräften vermeidet, nach dem Motto: »Darüber denk ich erst nach, wenn's mich erwischt«, der packt »Palliativmedizin« unwillkürlich in die große Horrorschublade, in der schon »Sterbebegleitung« und »Sterbehilfe« möglichst auf Nimmerwiedersehen verstaut sind. Palliativmedizin ist aber nicht gleichbedeutend mit Händchenhalten und Morphiumspritzen bis zur Letzten Ölung. Sondern eine hochspezialisierte, umfassende Betreuung für Schwerkranke und auch für ihre Angehörigen. Das Ganze nicht nur im Krankenhaus, sondern auch daheim, bei Bedarf auch rund um die Uhr. Und das nicht nur gegen Schmerzen und Angst, sondern für so viel Lebensqualität, wie unter den Umständen möglich.

Wenn wir also vom behandelnden Arzt palliativmedizinische Behandlung verschrieben bekommen, ist das nicht gleichbedeutend mit dem Sterbeglöcklein. Sondern im Gegenteil mit einer Streckenverlängerung, hurra! Erstens, weil Palliativmedizin entgegen allen anderslautenden Vorstellungen auch »kurativ« eingesetzt wird, also um ganz allgemein die physischen und psychischen Nebenwirkungen der onkologischen Behandlung zu lindern. Und zweitens, weil inzwischen eine Menge Beweise dafür vorliegen, dass »unheilbar Kranke« erstaunlicherweise länger leben, wenn sie *nicht* mit der x-ten

OP, Chemo oder Bestrahlung drangsaliert werden. Der Grund dafür liegt auf der Hand: Keine weiteren peinigenden Rosskur-Nebenwirkungen mehr + entschlossener Einsatz aller verfügbaren Antischmerz- und Antiangstmittel = Wiederbelebung von Lebensfreude. Und das Beste daran: Die Kosten übernimmt die Krankenkasse.

Alternative Heilmethoden ausprobieren. Wenn die Schulmedizin jemanden zum hoffnungslosen Fall abstempelt, ist das genau der richtige Moment, um in dieses Feld zu wechseln, das den meisten Ärzten zutiefst suspekt ist und als alleiniger Behandlungsansatz echt keine gute Idee. Aber viel falsch machen kann man ja in der Lage kaum noch. Also warum nicht Amygdalin-Therapie ausprobieren, Didgeridoo-Therapie, Galvanotherapie, Gerson-Therapie, Haifischknorpeltherapie. Oder gleich einen Geistheiler (sofern dadurch der Bankrott nicht noch vor Ablauf der Überlebensprognose eintritt). Hoffnung und Placebo-Effekte können zwar keine Berge versetzen, aber die Lebensqualität steigern können sie durchaus.

Zeitverständnis aktualisieren. »Sie haben vielleicht noch ein Jahr« klingt furchtbar. Aber erstens legt das Schicksal womöglich noch was drauf. Zweitens hat ein Jahr immerhin 365 Tage. Die drittens jeder einzelne so schön und erfüllend wie unter den gegebenen Umständen möglich gestaltet werden können. Jeder Tag ein kleines Geschenk, anstatt Zähler eines gnadenlosen Countdowns. Austherapierte Veteranen denken oft nicht weiter als bis zum nächsten Morgen, allerhöchstens bis zum nächsten Wochenende, denn solche Zeiträume sind beruhigend überschaubar. Carpe diem, Leben ist jetzt,

Happiness now, lebe jeden Tag so, als wäre es dein letzter –
mitten im Austherapiert-Abgrund wird plötzlich zur sinnvol-
len Leitlinie, was so mancher ein ganzes Gesundenleben lang
als Plattitüde belächelt hat. Eine späte Erkenntnis also. Aber
garantiert nicht zu spät.

Schlussakkord setzen. In *Das Beste kommt zum Schluss* (einem
der wenigen wirklich großartigen Hollywoodbeiträge zum
ominösen K-Thema) zeigen Morgan Freeman und Jack Nicholson, wie das geht. Obwohl oder besser weil sie beide
schon angezählt sind, tun sie alles, was sie immer schon mal
machen wollten, aber bisher zu sparsam, zu ängstlich oder zu
gestresst dazu waren: Fallschirmspringen, Großwild jagen,
Taj Mahal angucken, Mount Everest besteigen. Alles Punkte
für die »Löffelliste«, auf der die beiden notiert haben, was sie
noch machen wollen, bevor sie den Löffel abgeben müssen.

Und genau das tun sie dann auch. Nicht immer ganz be-
schwerdefrei, aber immer mit ziemlich viel Spaß.

Für die Umsetzung eines solchen Plans hat kaum jemand
so viel Kohle zur Verfügung wie der Milliardär Edward Cole
alias Jack Nicholson in diesem Film. Okay, ein gewisser Kontostand hilft – muss aber nicht zwingend vorhanden sein.
Gute Gefühle lassen sich eh nicht mit Geld kaufen, schöne
Momente sind nicht nur im Taj Mahal zu haben, und im Lu-
xusresort in Namibia ist man nicht automatisch glücklicher
als in einer Pension in Venedig. Oder auf einem Campingplatz
im Allgäu. Oder auf einem Ausflugsdampfer von Köln nach
Düsseldorf. Hilfreich ist alles, was auf der persönlichen Löffelliste noch draufsteht, realisierbar wirkt und schon allein
beim Gedanken daran die Lebensgeister wieder ein bisschen
sprießen lässt.

Exitstrategie entwickeln. In den großen Weltreligionen gilt ein selbst organisiertes Ableben als Sünde. Ob und inwiefern einer von uns sich davon beeindrucken lässt, ist jedoch eine höchstpersönliche Angelegenheit. Daran ändert auch die behördliche Reglementierungswut in Sachen Sterbehilfe rein gar nichts. Und zumindest in unserer Ecke der Welt sind die Zeiten vorbei, als ein Lebensmüder nach einem missglückten Suizidversuch zur Strafe erst mal in den Knast kam. Wer mit dieser Krankheit in den Knochen nicht warten will, bis irgendwann unwiderruflich das letzte Stündlein naht, der muss das nicht tun. Insbesondere dann nicht, wenn die Wartezeit voraussichtlich mit viel Leid verbunden ist. Der Schriftsteller Wolfgang Herrndorf hat sich deshalb nach seiner Diagnose (Hirntumor, statistische Überlebensdauer: circa sechs Monate) eine Pistole beschafft. Um bei Bedarf jederzeit selbstbestimmt abtreten zu können, sollten Schmerzen und Bewusstseinstrübungen zu schlimm werden. Mit seiner Exitstrategie überlebte Herrndorf die Erstdiagnose um außerordentliche dreieinhalb Jahre.

Das sollten sich erbitterte Sterbehilfegegner mal vor Augen führen: Dass nämlich das Wissen, seinem Leiden jederzeit allein oder assistiert ein Ende setzen zu können, nicht nur die Lebensqualität, sondern auch die Lebensdauer von Krebspatienten erheblich verlängern könnte. Aber was machen die Damen und Herren Entscheidungsträger vom Gesundheitsministerium? Sie verweigern todkranken Patienten bis dato das vom Bundesverwaltungsgericht Leipzig 2017 verbriefte Recht, »in extremen Notlagen« Medikamente zur Selbsttötung zu erhalten. Entsprechende Anträge werden abgelehnt oder – offenbar per »Nichtanwendungserlass« – einfach liegen gelassen. Einige Betroffene haben bewundernswerterweise die Kraft aufgebracht, sich mit einer »Untätigkeitsklage« gegen dieses Unrecht zu wehren. Aber von 108 Antragstellern (Stand November 2018) sind 21 inzwischen tot.

Nach dem Motto: Wenn man dieses ethische Problem nur lange genug aussitzt, löst es sich naturgemäß von alleine. Echt praktische Sache für die Behörden. Allerdings auch unwürdig. Um nicht zu sagen: widerlich. Muss es denn erst ein paar von euch amtlichen Bedenkenträgern so richtig heftig erwischen, bevor ihr die physische und psychische Lage eines Todkranken wenigstens ein klitzekleines bisschen nachvollziehen könnt?

Siehe auch unter

→ Betroffenheitsbekundungen – auch DAS noch!, S. 86 ff.

→ Statistiken, Prognosen und andere Gespenster, S. 206 ff.

Bammel: *Fifty Shades of Fear*

Bammel wie Bange, Zähneklappern, Muffe, Furcht, Fracksausen, Schiss.

Bammel wie *Angst*.

Aber wer von uns liest schon freiwillig einen Text mit dieser Überschrift. Bei der Diagnose hat dieses Gefühl sowieso einen prominenten Platz in unserem Kopf sowie häufig auch im Magen- und Darmbereich. Da ist man dankbar für jeden Moment, in dem es abflaut und Puls und Nerven eine Verschnaufpause gönnt.

Was allerdings häufiger vorkommt, als zu vermuten wäre. Angst ist eine normale Reaktion und unvermeidbar bei dem, was die Ärzte da in unserem Körper gefunden haben. Und je nach Naturell und Behandlungsmaßnahmen wird sie uns eine Weile bis lange begleiten. Da ist es sinnvoll, sich mit dem Gefühl möglichst frühzeitig auseinanderzusetzen, anstatt sich ihm widerstandslos auszuliefern. Schon allein, um der »Angst vor der Angst« vorzubeugen, vor der einen jeder halbwegs begabte Küchenpsychologe im Bekanntenkreis warnt.

»Die eigene Angst analysieren, während einem gerade das ganze Leben um die Ohren fliegt – Menschenskind, wissen Sie eigentlich, wovon Sie da reden?«

Ja, weiß ich. Schon vergessen? In der Einleitung zu diesem

Buch habe ich mich als chronischer *Schisser* geoutet. Nicht dass das mein innigster Wunsch von Kindesbeinen an gewesen wäre. Aber gegen seine Gene kann man nicht allzu viel ausrichten. Mir haben sie neben bösartig mutierten Zellen in der rechten Brust auch eine mittelprächtige Angststörung mit auf den Weg gegeben.

Krebs und Panikanfälle, diese Kombination ist ein echter Knaller. Wie Waldbrand und Windhose gleichzeitig. Rein statistisch also eher finstere Aussichten. Aber glücklicherweise sind Statistiken und Prognosen nur ein Haufen Zahlen. Und die können nicht mal ansatzweise erfassen, zu welch erstaunlichen Leistungen Gehirn und Gemüt im Krisenfall in der Lage sind.

Bei allen Horrorvorstellungen funkte mein Gehirn quasi rund um die Uhr auf Notfrequenz ein simples Überlebensmotto: »Nichts ist so überflüssig wie Angst vor Dingen, die man sowieso nicht ändern kann.« Trotzdem produzieren Leute wie ich gelegentlich so viel geballte Angst, als könnten wir mit deren Energiefeld die bösen Zellen zum Verschwinden bringen. Was erstens Schwachsinn ist, der zweitens irrwitzig viel Kraft kostet. Kraft, die wir eigentlich für ganz andere Aktivitäten bräuchten. Für Behandlung und Genesung zum Beispiel.

Wie gut, dass ausgerechnet der Höllensturz in die Diagnose eine erste kleine, aber vollkommen reale Chance eröffnet, der Angst in die Zügel zu fallen, bevor sie völlig mit uns durchgeht.

Denn zumindest in unseren Breitengraden ist die medizinische Versorgung geradezu märchenhaft. Quasi direkt nach der Diagnose startet ein hocheffizientes, für die Patienten dank eines funktionierenden Gesundheitssystems eher preiswertes Hilfsprogramm, von Operation über Folgebehandlungen bis Psychotherapie. Von so was kann die Durchschnittsbevölkerung in über 85 Prozent der Welt nur träumen. Falls Sie jemals einen Bericht über Brustkrebs im Kongo oder Darmkrebs in Venezuela gelesen haben, muss ich Ihnen das vermutlich nicht weiter erklären.

Wer das Pech hat, als normal Sterblicher in solchen Ländern am bösen K zu erkranken, hat ausgesprochen schlechte Karten. Sofern der überhaupt erkannt wird. Qualifizierte Fachärzte gibt es dort nämlich viel seltener als bei uns, von modern ausgestatteten Untersuchungszentren mit Ultraschall, Röntgengeräten und MRTs mal ganz zu schweigen. Was aber für die Mehrzahl der Erkrankten egal ist – sie hätten für diese medizinische Betreuung nämlich sowieso kein Geld.

Wir hingegen werden umgehend komplett versorgt. Und das vermittelt uns mitten im seelischen Schleudergang ein beruhigendes Gefühl: Hey, da sind eine Menge Leute für mich zugange, die alle alles dafür tun, dass ich wieder gesund werde.

Wer auch nur einen Zipfel dieser rationalen Erwägung zu fassen bekommt, hat gute Chancen, die Angst wenigstens ein bisschen einzudämmen. Komplett wegargumentieren lässt sie sich nicht, leider. Aber wir können einiges dafür tun, dass sie uns nicht jede einzelne Minute unseres weiteren Lebens versaut:

Ablenkung. Mit Abstand die simpelste Methode. Geeignet ist jede Aktivität, die unsere Gedanken davon abhält, sich zusammenzurotten, um in finsterer Absicht die Stresshormonproduktion in den roten Bereich zu treiben: Anstrengungsarme Bewegung im Freien (Fahrradfahren, Nordic Walking, Tai-Chi, Windowshopping) bringt außer Ablenkung und frischer Luft auch ein paar gute Gefühle. Ein bewährter Klassiker sind Entspannungsübungen wie Yoga vor der Glotze und progressive Muskelentspannung auf MP3 oder CD, bei denen man Anleitungen befolgt und sich deshalb leicht darauf konzentrieren kann.

Von Haus aus solide Ablenker sind auch alle Dinge, auf die wir gerade spontan Lust haben: Sporteln, Kochen, Lesen, Gamen, Hund Gassi führen, Sudoku, DVDs alphabetisch sortieren, Fernsehen, Serien-Binge-Watching, Pflanzen umtopfen. Arbeiten. Womöglich sogar Fensterputzen, wer weiß, es gibt ja die seltsamsten Gelüste. Treffen mit Leuten, die nicht gleich grün im Gesicht werden, wenn sie das Wort Krebs hören. Hauptsache, wir fühlen uns weder über- noch unterfordert.

Ablenkung, Nachtprogramm: Atemübungen (1-2-3-4-5 einatmen, 1-2-3-4-5-6-7-8 ausatmen). Oder darf's eine kleine Rechenübung sein? Bei 410 anfangen und in Dreierschritten runterzählen. Simpel genug, um die grauen Zellen nicht zu überfordern, aber schwer genug, um sie daran zu hindern, in Panik zu verfallen.

Wenn alles nichts nutzt: aufstehen anstatt rumwälzen.

Bammel sezieren. Jeder Angstmacher verliert an Schrecken, wenn man den Mut aufbringt, sich ihn einmal genau anzuschauen. Beim Näherkommen merkt man nämlich, dass er sich in mehrere Blöcke zerlegen lässt. Die jeder für sich ein bisschen überschaubarer und damit leichter zu ertragen sind als das Gefühl schier übermächtiger Bedrohung. Glücklicherweise gelang es mir damals, den großen Angsthaufen in vier kleinere Portionen zu unterteilen und mir die dann einzeln vorzunehmen.

1) Angst vor Schmerzen: normal, aber unnötig. Schließlich gibt's gegen Schmerzen jede Menge hochwirksamer Medikamente, die mir in meiner Situation jeder Arzt bereitwillig verschreibt. Falls ich an einen der berüchtigten »Schmerzmittel-Geizkragen« und »Suchtgefahr-Witterer« geraten sollte, muss ich eben energisch werden und klipp und klar ansagen, wie es mir geht und welche Medikamente ich bekommen möchte. Oder schlicht den Arzt wechseln.

Wer es mit pharmazeutischen Produkten nicht so hat, dafür aber vor kleinen Beschaffungsmaßnahmen am Rande des Gesetzbuchs nicht zurückschreckt, kann sich übrigens auch mit Cannabis beträchtliche Erleichterung verschaffen.

2) Angst vor der Behandlung: normal, aber zeitlich begrenzt. Chemo und Strahlen sind kein Vergnügen, aber sie dauern in der Regel nur ein paar Monate. Festgelegte Anzahl an Terminen, überschaubarer Zeitraum, Ende absehbar. Nicht zu vergessen: Die Behandlung ist *das* Bollwerk gegen den schlimmsten Horrorfaktor.

3) Angst vor dem Tod: normal ... aber unausweichlich. Und zwar für alle. Nicht nur für mich mit meinem verdammten Mammakarzinom. Nur dass ich schon im Alter von 44 Jahren damit konfrontiert wurde. Aber dann wurde ich behandelt, siehe oben. Die moderne Schulmedizin setzte ihre gesamte Maschinerie in Gang, um mich von dem Ding zu befreien. Und danach stand der Zähler wieder auf null. Nach ärztlichem Ermessen war ich wieder clean. Punkt, Absatz, neues Kapitel. Die dicht getakteten Nachsorge-Termine sind einerseits ein Angstmacher, aber andererseits das beste Mittel gegen die Angst. Und mit jedem Jahr, das ich mich weiter durchhangele, sinkt die Wahrscheinlichkeit, dass ich durch den bösen K zu Tode komme.

4) Sonstige Angstmacher: weg. Hurra! Der ganze Rest, der in wechselnder Zusammensetzung für schlagartige Adrenalinausschüttung sorgt und Gehirn, Herz und Magen zum Schlottern bringt: Angst vorm Chef, Angst vor freier Rede, Angst vorm Zahnarzt, Angst vor dem nächsten Stress mit dem Beziehungspartner oder den lieben Kleinen, Angst vor fiesen Kunden, Angst vor Phishing, Angst vor Fehlkäufen, Angst vor Bazillen an Türklinken, Angst vor Falten ... Je nach Veranlagung, Lebenssituation und Tagesform werden unsere Nerven mehr oder weniger permanent von den verschiedensten Ängsten strapaziert. Weil wir aber bei der Diagnose vollfitte Nerven brauchen, versinken diese ganzen Sorgen, die uns vorher das Leben schwergemacht haben, bis auf Weiteres in tiefster Bedeutungslosigkeit. Und das wiederum ist mitten im Schleudergang des Diagnoseschocks ein wirklich euphorisierendes Erlebnis: die plötzliche, glasklare Erkenntnis, was wirklich wichtig ist.

Und was nicht.

Es ist nicht einfach, die Angst auf diese Weise zu zerlegen und damit leichter erträglich zu machen – aber es ist machbar. Es braucht viel Zeit und viel Übung und viel Rückschlagtoleranz – aber es ist machbar. Und damit ein Ausweg aus der Gefahr, die Angst zum Diktator über unser Leben werden zu lassen.

Diese Gefahr ist leider recht groß. Was nicht nur an der Krankheit selbst liegt, sondern an dieser Aura von Verdammnis, die allein schon das Wort »Krebs« verbreitet. Die dazugehörige Endzeitstimmung ist für uns Kranke schon schwer genug auf Abstand zu halten. Aber wenn dann auch noch die Reaktionen der anderen dazukommen, von Betroffenheitsblicken bis Tränenausbrüchen, da sieht man sich wahrhaftig schon mit einem Bein in der Grube. Was die Angstabwehr noch ein bisschen schwieriger macht.

Aber nicht zum Ding der Unmöglichkeit. Schließlich gibt es zwei weitere Angstreduktionsstrategien, beide von den Krankenkassen ausnahmsweise großzügig abgenickt: Psychopharmaka und psychologische/psychoonkologische Betreuung. Beides ein echter Segen. Aber vor allem Ersteres wird dummerweise immer noch mehrheitlich verkannt, verachtet, verunglimpft. Weshalb an dieser Stelle alle LeserInnen, die schon bei dem Wort »Psychopharmaka« in Stirnrunzeln ausgebrochen sind, zur Strafe gleich weiterblättern müssen zum Text »Alles Psychokacke, oder was?«.

Ich war jedenfalls ziemlich froh über die Segnungen der Psychotherapie und moderner Beruhigungsmittel (insbesondere bei Nachsorge-Untersuchungen), denn ich habe mich erwartungsgemäß schwer damit getan, die Angst im Zaum zu halten.

Aber wissen Sie was: Sogar bei mir als amtlich diagnostiziertem Schisshas ist die Angst im Laufe der Zeit schwächer geworden. Okay, das hat zwar an die zehn Jahre gedauert. Aber besser spät als nie, genau. Das Monster hat sich zum *Memento mori* gewandelt, zu einer fürsorglichen Mahnung à la »Pass gut auf dich auf«. Heute lebe ich achtsamer (ja, ich weiß, eins von diesen labberigen Modewörtern, aber es trifft's nun mal), dankbarer und damit gesünder, als ich mir das damals vor zwölf Jahren bei der Diagnose hätte vorstellen können.

Also, für mich ist das ein echter Fortschritt.

Siehe auch unter

→ Nachtschattengefühle: Scham, Selbstmitleid, Selbstvorwürfe, S. 165 ff.

→ Alles Psychokacke, oder was?, S. 185 ff.

Die große Behandlungsfrage oder:
Ratlos zwischen Ross- und Mistelkur

Endlich. Nach dem Diagnoseschock müsste die Behandlung mental wie ein Rettungsanker wirken und maximal mögliche Wiederherstellung denkbar machen: In meinem Körper ist was kaputt, aber die Stelle hat man entdeckt und wird sie jetzt reparieren. Eigentlich zum Intränenausbrechen vor Erleichterung.

Stattdessen ist gerade die Behandlung dieser Dreckskrankheit für viele noch mal ein Extraschrecknis obendrauf. Wegen der Angst vor den gruseligen Nebenwirkungen natürlich. Da sind wir dank traditionell tragischer Leidensberichte in den Medien (»Mein Kampf gegen den Krebs!«) bestens informiert: Strahlen verbrennen die Haut, Hormone machen dick, Immuntherapien greifen die Organe an. Vom Horror einer Chemo ganz zu schweigen. Dass diese unausweichlich glatzköpfige Elendsgestalten hervorbringt, die ihre voraussichtlich letzten Tage über der Kloschüssel verbringen, ist zwar Unsinn, gilt aber trotzdem als sicher.

Kein Wunder, dass unsereins da Gefahr läuft, ein posttraumatisches Belastungssyndrom zu entwickeln, bevor es überhaupt losgeht. Und überhaupt: Wenn wenigstens ärztliche Einigkeit darüber bestünde, was denn eigentlich losgehen soll! Aber nein, statt beruhigender »Gott-in-Weiß-Gewissheiten«

erwartet uns eine Zwangsexkursion auf das Schlachtfeld einer der letzten großen Glaubensfragen unserer Zeit: »Schulmedizin – Fluch oder Segen?«

Um die für uns noch ein bisschen spannender zu gestalten, ist die Ärzteschaft in dieser Frage in zwei Lager aufgespalten, zwischen denen es etwa so herzlich zugeht wie an der Grenze zwischen Nord- und Südkorea. Dass die Schulmediziner das deutlich größere Lager bilden, beeindruckt die Alternativmediziner nicht im Geringsten, weshalb die eigentlich ratsame Suche nach einer kompetenten Zweit- oder sogar Drittmeinung nicht unbedingt mehr Klarheit bringt, sondern im Zweifelsfalle weniger.

Und auch die Ansichten unserer Lieben prallen je nach Therapieempfehlung schon gleich nach der Diagnose aufeinander. »Du willst Chemo / Bestrahlung / Hormontherapie machen? Weißt du denn nicht, dass du damit deinen Körper komplett kaputt machst?«, warnen die einen. »Du willst keine Chemo / Bestrahlung / Hormontherapie machen? Dann gehörst du doch gleich der Katz!«, warnen die anderen. Es wird mit Argumenten, Totschlagargumenten und Glaubensbekenntnissen geballert, was das Zeug hält – und wir hocken ratlos mittendrin.

Der Unsicherheitsfaktor ist monströs, wie allein ein Blick auf einschlägige Google-Suchbegriffe zeigt: Krebs ohne Chemo geheilt; Krebs ohne Chemo überlebt; Alternativen zu Chemotherapie; kann man Chemotherapie ablehnen; ich will keine Chemotherapie; alternative Krebstherapie; sanfte Heilmethoden. Und so weiter und so fort. Die Zahl der Internet-Quellen zu diesen Themen geht in die Hunderttausende. Die vielen disparaten Infowebsites, Behandlungsangebote, Erfahrungsberichte und Forenbeiträge können allerdings selbst vollkommen gesunde, rational denkende Zeitgenossen binnen Kurzem in die Verzweiflung treiben.

Wer auch immer in der großen Behandlungsfrage letzte Gewissheit sucht – er wird sie nicht finden. Da gibt's nur eins: Wenn wir uns trotzdem eine eigene Meinung bilden wollen, um uns möglichst fundiert für eine Behandlung zu entscheiden, sollten wir zwei nervenstarke Freunde um entsprechende Recherchen bitten. Zwischen Diagnose und Therapiebeginn vergehen sowieso Tage bis Wochen, da wird niemand gezwungen, *presto presto* eine Entscheidung zu treffen, die schockbedingt und allein noch gar nicht getroffen werden kann. In der Phase gibt's Leute genug, die bereitwillig helfen; und zwei unabhängig voneinander tätige Rechercheure bringen mehr Durchblick als einer. Der wiederum ist überlebensnotwendig. Denn er bewahrt unsereins davor, aus nackter Nebenwirkungsangst auf eine schulmedizinische Krebstherapie zu verzichten und unser Heil allein in einer alternativen Behandlungsmethode zu suchen, die zwar verlockend nebenwirkungsarm klingt, aber womöglich auch wirkungsarm ist. Und das, obwohl ein nicht oder nicht ausreichend therapierter Krebs das wohl größte vorstellbare Nebenwirkungsrisiko zur Folge hat, nämlich ein frühzeitiges Ableben.

Der Feind an meinem Bett?
Schulmedizinische Behandlungsformen

Krebs ist keine Sommergrippe, also kann eine klassische Krebsbehandlung nicht aus Abwarten und (Kräuter-)Tee trinken bestehen. Stattdessen im Angebot: Immun-, Antikörper- und Gentherapien und natürlich der Klassiker, nämlich

Operation plus je nach Diagnose Strahlentherapie/Chemo-therapie/Hormontherapie. Wobei eine Chemo längst nicht immer ein Muss ist. Es gibt x verschiedene Spielarten dieser Krankheit, deshalb stellen die zuständigen Fachärzte je nach Diagnose ganz verschiedene Behandlungspläne auf. Die sie einem auch mehr oder weniger ausführlich erklären. Die entsprechenden Unterredungen sind allein schon wegen des geballten Onkologiesprechs schwere Kost, von der psychischen Verdaulichkeit mal ganz zu schweigen. Sie sollten daher möglichst in Begleitung einer Vertrauensperson geführt werden, die sich weder vom ominösen K-Wort noch von ärztlichem Fachchinesisch aus der Fassung bringen lässt.

Wer es schafft, den Grusel vor den schulmedizinischen Behandlungen zu überwinden, der packt auch die zweite Hürde – den Gedanken an die Behandlungs*dauer*. Je nach Behandlungsablauf sind vier bis zwölf Monate der Standard, bei Hormontherapien auch gerne mehrere Jahre.

Aber jetzt kommt's: Je früher man sich mit dem Gedanken an die Dauer der Behandlung arrangiert, desto besser ist sie verträglich. Ehrlich, weiß ich aus eigener Erfahrung! Die Behandlung dauert eben so lange, wie sie dauert. Ein Tunnel, manchmal ein ziemlich langer Tunnel. Aber erstens lässt er sich in überschaubare Streckenabschnitte unterteilen, etwa durch ein kleines Feierritual bei jedem Etappensieg, sprich: jedem überstandenen Behandlungszyklus. Und zweitens ist man irgendwann durch. Hier meine höchstpersönlichen Erfahrungsberichte:

Hormontherapie. »Ihr Krebs ist hormonabhängig – das ist echt wie ein Sechser im Lotto!«, strahlte mein Onkologe. Er muss gesehen haben, dass ich mir unter einem Lottogewinn bisher etwas anderes vorgestellt hatte, denn er erklärte mir daraufhin, dass man bei *diesen* Krebsen weiß, woher sie kommen, und sie entsprechend erfolgreich aus dem Körper vertreiben kann. Halleluja!

Angesichts dieser eindeutigen Faktenlage habe ich mich keine Sekunde mit der Lektüre des Waschzettels für die mir verschriebenen Medikamente aufgehalten, sondern sie fünf Jahre lang schlicht und ergreifend geschluckt. Nebenwirkungen? Ein bisschen Gewichtszunahme, nächtliche Hitzewellen, ein harmloses Myom. Die vorgeschriebenen regelmäßigen Leber- und Augenuntersuchungen förderten keine einzige besorgniserregende Veränderung zutage. Fazit: Die Nebenwirkungen waren für mich locker auszuhalten. Und ein ziemlich kleiner Preis für die lottogewinnartige Gewissheit, jedweder hormonbedingten Zellveränderung voraussichtlich für alle Zukunft einen dicken Riegel vorgeschoben zu haben.

Strahlentherapie. Eine der wirksamsten und weitverbreitetsten Behandlungsmaßnahmen. Genau wie bei der Chemotherapie gibt's auch hier je nach Erkrankung ganz verschiedene Varianten. Und damit ganz verschiedene Nebenwirkungen. Die sind allerdings längst nicht immer so happig, wie Gerüchteküche und kollektiver Aberglaube es einem weismachen wollen.»Strahlenblues!« ist da noch die harmloseste Prophezeiung. »Fatigue« und »Übelkeit« klingen schon übler, und»Haarausfall!« und»Verbrennungsgefahr!« können Schreckensvisionen auslösen. Die in der Regel unangebracht sind.

Denn im Vergleich zur Chemo ist eine Strahlentherapie der reinste Spaziergang. Ehrlich, ich schwör's. Für mich persönlich war das Schlimmste an dieser Behandlung die Tatsache, dass man mehrere Wochen lang jeden Tag zeitraubend hinfahren und für ein paar Sekunden Strahlung ewig in einem stickigen, überfüllten Wartezimmer warten muss. Nebenwirkungen? Keine. Oder zumindest keine nennenswerten. Müdigkeit ist unter den Umständen eher nicht nennenswert. Der gesamte Behandlungsparcours macht nun mal matt und müde, da ist es müßig, über »Fatigue« und »Strahlenblues« auch nur ein Wort zu verlieren. Ist halt so. Verbrennungen? Keine. Die Radiologin gab mir den guten (wenn auch im Hochsommer womöglich nicht ganz so skrupellos zu beherzigenden) Rat, das bestrahlte Hautareal während der Behandlung nicht zu waschen und nicht einzucremen, sondern nur mit Babypuder zu pflegen. »Die abgestorbenen Hautschüppchen schützen die Haut, wie die Schuppen einen Fisch auf dem Grill«, sagte sie. Eine etwas gewöhnungsbedürftige Metapher. Aber genauso war's.

Chemotherapie. Chemo ist kein Spaß. Schon allein wegen des Haarausfalls – der für mich jedenfalls echt das Schlimmste an der ganzen Sache war. Obendrein zieht die Behandlung sich oft monatelang hin, und im Laufe der Zeit wird man ziemlich schlapp. Zumal Magen und Darm zunehmend unleidlich reagieren und nach den Sitzungen womöglich ein paar Tage lang nur noch mit Reis und Karottenkartoffelbrei zu besänftigen sind. Knochenschmerzen sind natürlich auch in der Nebenwirkungs-Flatrate inbegriffen, und sogar Geruchs- und Geschmackssinn ändern sich, mit teils extrem gewöhnungsbedürftigen Folgen für viele Dinge des Lebens, von Parfumwahrnehmung bis Sexlife.

Aber um es für ängstliche Gemüter gleich mal vorwegzunehmen: Chemo ist überstehbar, und Haarausfall und Kotzbrech sind längst nicht immer ein Muss. So habe ich kein einziges Mal über der Kloschüssel gehangen. Und überhaupt war ich völlig geplättet angesichts des himmelweiten Unterschieds zwischen Chemoklischee und Chemowirklichkeit. Fakt ist: Die Therapie wird immer präziser eingesetzt, die Nebenwirkungen werden immer wirkungsvoller neutralisiert, und in modernen, lichtdurchfluteten und großzügig gestalteten Behandlungszentren wird man von ebenso einfühlsamen wie hochkompetenten Mitarbeitern betreut. (An dieser Stelle bitte einen Sonderapplaus für alle diese wirklich wunderbaren BetreuerInnen!) Manche Onkologie könnte man glatt mit einer First-Class-Flughafenlounge verwechseln, wenn die Menschen, die da in komfortablen Sesseln lesen, dösen, Musik hören oder auf ihren Handys herumtippen, nicht alle einen Infusionsständer neben sich hätten.

Aber das hat sich leider noch nicht herumgesprochen. Stattdessen hält sich hartnäckig eine Schreckensvorstellung aus der Frühgeschichte dieser Behandlungsform. Kein Wunder, schließlich sind »bio« und »organisch« heutzutage Kultwörter; »Chemie«, »chemisch«, »Chemikalien« hingegen zeitgenössische Gruselbegriffe. Schlimmer als »Chemotherapie« sind da eigentlich nur noch »Folter« und »Tierquälerei«. Allein das Wort macht gefühlt jeden Krebs mindestens hundert Prozent schlimmer. Kein Wunder, dass so mancher Patient schon vorab in Panik gerät und bei der ersten Behandlung weint, als sähe er sein letztes Stündlein kommen.

Was verständlich ist, aber unweigerlich dazu führt, dass schon allein das Wissen um und damit die Angst vor einer Nebenwirkung jedes gefühlte Symptom ins Unerträgliche verstärkt. Auch wenn das in Teilen eher gefühlt ist als real existent. Das ist ein bekanntes Phänomen – man nennt es

»Nocebo-Effekt«. Aber wenn der Körper erst von Panik überflutet ist, wird jeder Anflug von Übelkeit direkt als Beweis für
schlimmstmögliche Chemoschrecken gewertet. Obwohl die
Übelkeit oft in einem nicht geringen Ausmaß auf die eigene
Angst zurückzuführen ist.

Angesichts der dramatischen Folgen, die allein der Begriff
»Chemotherapie« hat, schlage ich hiermit eine sofortige welt-
weite Umbenennung dieser Behandlungsform in »Meditherapie« oder eine ähnlich unbelastete Bezeichnung vor. Hallo
Fachwelt, hört mich jemand?

Wahrscheinlich nicht. Aber selbst wenn – es würde ziemlich lange dauern, bis der kollektive Horror vor dieser Thera-
pieform sich legt. In der Zwischenzeit hat unsereins erfreulicherweise diverse Strategien zur Verfügung, mit denen sich
Angst und Nebenwirkungen bremsen lassen:

**Schon vor Behandlungsbeginn hingehen und sich alles an-
schauen,** das dreht dem Gruselkino im Kopf den Strom ab.

Auf einen Portkatheter bestehen. Dieses eine Woche vor
Behandlungsbeginn unter der Haut fixierte Plastikteil mag
gewöhnungsbedürftig sein – aber es ist nicht nur für Sprit-
zenphobiker eine geniale Erfindung. Denn das unerbauliche
Suchen nach einer Vene entfällt und die Entzündungsgefahr
schwindet. Und dank passender Portpflaster (ebenfalls drauf
bestehen!) oder einfach Emla-Salbe tut noch nicht mal der
Einspritzpieks weh.

**Am Vorabend bedenkenlos zu einem soliden Beruhigungs-
mittel greifen.** Und vor der Behandlung bei Bedarf nochmals
was nachlegen. Dadurch werden Sie nicht gleich zum Pillen-

junkie, versprochen. Aber erstens ist eine durchgeschlafene Nacht einer schlaflosen Nacht vorzuziehen, zweitens reduzieren Beruhigungsmittel die real existierende Gefahr, sich in Nebenwirkungen hineinzusteigern, und drittens schützen in dieser Situation bewährte Hämmer wie Tavor sogar vor Übelkeit. (Das alles gilt auch für Cannabis, siehe unter Genussmittel.)

Beim ersten Mal eine nervenstarke Vertrauensperson mitnehmen, die nicht gleich in Tränen ausbricht, wenn die erste Infusion eingestöpselt wird.

Für ausreichend Proviant und Ablenkung sorgen, denn die Sessions dauern in der Regel mehrere Stunden.

Bei hinreichendem Verdacht auf Nebenwirkungssymptome (Angstfaktor vorher abziehen) gleich die Betreuer informieren. Die spendieren gerne weitere Medikamente, die Sodbrennen und dergleichen zeitnah abstellen.

Hinterher etwas unternehmen, anstatt sich in banger Erwartung von Kotzbrech unter die Bettdecke zu verkriechen. Die Medikamente gegen Nebenwirkungen sind nämlich wirklich gut und sorgen stundenlang für überraschendes Wohlbefinden. Das sollte man für ein festliches Nach-Chemo-Ritual nutzen und jeden überstandenen Zyklus erst mal feiern. Durch einen Snack beim Lieblingsitaliener, ein Kaffeestündchen mit Freunden, einen Spaziergang, eine Runde Schaufenstergucken, Kuchenbacken mit den Kindern – was immer Ihnen als Ritual passend scheint und Freude macht.

Die alte Bergsteigerweisheit beachten und bedächtig einen Fuß vor den anderen setzen, anstatt sich durch vorauseilende Gedanken an Länge und Beschwerlichkeit des Wegs zum Gipfel von vornherein in Schreckensstarre versetzen lassen.

Von angststeigernden auf angstmindernde Fantasien umschalten und sich immer wieder vor Augen führen, dass die Chemo den Körper quasi mit Chlor einer Tiefendesinfektion unterzieht. Eine Rosskur, klar. Aber höchstwahrscheinlich unterm Strich das kleinere Übel.

Zwischen Versprechen und Verbrechen: Alternativmedizinische Behandlungsformen

Halt, stopp, bitte nicht gleich in wilde Verdächtigungen ausbrechen: Nein, ich bin kein Schulmedizin-Fundamentalist! Und: Nein, ich werde nicht von der Pharmaindustrie gesponsert!

Alternativmedizinische Behandlungsansätze haben mich im Gegenteil schon immer fasziniert. Die Vorstellung, dass Krankheiten auch ohne Pharmagifte und seelenlose Gerätemedizin geheilt werden können, ist schlicht grandios. Erst recht bei dieser Drecksdiagnose und dem Nebenwirkungshorrorschocker, den man ja immer noch gratis obendrauf gepackt bekommt. Wer in der Lage die Wahl hat zwischen chemischen Keulen und Heilmitteln aus der Natur, würde sich wohl immer aus vollem Herzen für die sanfte Alternative entscheiden, wenn ...

... wenn da nicht zwei ziemlich große Haken wären.

Haken Nummer eins: In allen seriösen Medien finden

sich wesentlich seltener sensationelle Erfolgsmeldungen als Reportagen über skrupellose Quacksalber und skandalöse Todesfälle nach Krebsbehandlungen mit Aprikosenkernen, 3-Bromopyruvat, Nonisaft, *Miracle Mineral Supplement* oder altchinesischen Pülverchen. Und jetzt mal ehrlich: Wenn diese Mittel ihre Versprechen auch nur ansatzweise halten könnten, würden die entsprechenden Berichte von Aserbaidschan bis Zypern sämtliche anderen Schlagzeilen aus den Medien verdrängen.

Verschwörungstheoretiker raunen an dieser Stelle vermutlich etwas von *Fake News* der Pharmaindustrie, die aus Angst um ihre Profite alternative Behandlungswege boykottiert und einschlägige Therapieerfolge vertuscht.

Eh klar.

Doch angesichts der teilweise horrenden Kosten für alternative Therapien scheint mir diese Theorie nicht wirklich schlüssig.

Womit wir bei **Haken Nummer zwei** der alternativen Krebstherapie wären: Sie kostet in der Regel ein Wahnsinnsgeld. Das von den gesetzlichen Krankenkassen höchstens ansatzweise erstattet wird. Aber wer wird schon angesichts des Todes kleinlich an den Kontostand denken?

Dieser Überlegung verdanken nicht wenige Alternativmediziner und Heilpraktiker ihr florierendes Geschäft. Gut und weniger gut Betuchte suchen Rettung, egal zu welchem Preis. In ansprechend eingerichteten Privatpraxen werden sie zuvorkommender behandelt, als es Kassenärzten schon aus zeitlichen Gründen möglich wäre. Vertrauen und Zuversicht wachsen schnell unter solchen Umständen. Beides wichtige Faktoren für jeden Genesungsprozess und insofern bestimmt ihr Geld wert. Wenn nicht hinter so manchem ermutigenden

»Ich werde Sie mit xy behandeln, das wird Ihnen guttun« eine leise, kaum wahrnehmbare Warnung steckte: »Wenn Sie xy nicht zahlen wollen oder können, können Sie eigentlich gleich den Löffel abgeben.«

Finanziell nicht so gesegnete Kassenpatienten reagieren trotzdem oft verbittert auf die Tatsache, dass ihnen der Zugang zu vielen Heilmethoden der Privatmedizin verwehrt bleibt, Stichwort »Zwei-Klassen-Medizin«. Die Verbitterung ist verständlich. Doch bei Licht betrachtet, ist das eine grandiose Entlastung: Ihnen bleibt die Verunsicherung erspart, die sich aus so kostenintensiven Therapieempfehlungen wie Ozonblutwäsche, Mykotherapie, Laserblutbestrahlung, Orthomolekularmedizin, Organopeptidbehandlung und Colon-Hydrotherapie ergäbe. Und in unserer Lage brauchen wir Verunsicherung so dringend wie ein Loch im Kopf.

Was also tun? Jede einschlägige Recherche lässt sich durch eine einzige Entscheidung radikal erleichtern und verkürzen: die Entscheidung gegen »Alternativmedizin *anstatt* Schulmedizin« und für »Schulmedizin *plus* Alternativmedizin«.

Dieser Entschluss fällt unter Umständen schwer, besonders wenn eine Chemo im Raum steht und die Angst davor einem wie ein Betonklotz am Bein hängt. Doch die Kombination aus beidem gilt derzeit weltweit als mit Abstand erfolgreichster Behandlungsansatz. Das wiederum ist nicht weiter erstaunlich: Diverse Behandlungselemente aus der alternativen Ecke sind als Alleintherapie höchstwahrscheinlich eher Hoffnungsträger als Heilsbringer. Kombiniert mit schulmedizinischen Therapien hingegen können sie deren Nebenwirkungen mildern und den Körper stärken. Und sie sind *garantiert* gesund fürs Gemüt. Schon allein wegen des guten Gefühls, sich etwas Stärkendes gegönnt zu haben.

Bleibt das Problem der Auswahl. Alternative Behandlungsmethoden sind so zahlreich im Angebot wie Nahrungsergänzungsmittel im Drogeriemarkt, da muss man sich erst mal durchwühlen.

Oder auch nicht. Zu viel Kraftaufwand für zu wenige gesicherte Ergebnisse. Dann lieber gleich einen Arzt suchen, der neben schulmedizinischen auch alternative (»komplementäre«) Ansätze praktiziert und Kassenpatienten akzeptiert. Oder noch besser: den behandelnden Schulmediziner um Rat bitten. Wenn der einen Kollegen aus dem anderen Lager empfiehlt, ist das fast schon eine Qualitätsgarantie.

Darüber hinaus gibt es wirklich und wahrhaftig wenige Privatmediziner, die ihr Honorar am Einkommen ihrer Patienten bemessen. Die unter Umständen auch zum Bedürftigentarif behandeln. Oder die nach glaubwürdigen Berichten so seriös und gut sind, dass man sich wenigstens mal ein Erstgespräch mit ihnen leisten sollte.

Nicht jede alternative Behandlungsmethode kostet abartig viel, und dass die teuersten die besten sind, ist auch alles andere als gesichert. Bewiesen hingegen ist die wundersame Existenz des Placebo-Effekts. Sprich: Wenn wir von einem Spezialisten im weißen Kittel bestimmte Tabletten, Tinkturen oder Infusionen verschrieben bekommen, mit denen wir eine starke konkrete Heilungserwartung verbinden, fühlen wir uns besser und zuversichtlicher, und unser Schmerzempfinden lässt nach. Sogar wenn die erfolgten Maßnahmen streng wissenschaftlich gesehen wirkungslos sind. So gesehen finde ich die begleitende Konsultation eines vertrauenswürdigen, bezahlbaren Vertreters der Alternativ- bzw. Komplementärmedizin eine gute Idee.

Weshalb ich mich auch dazu durchgerungen habe. Aber erst

nachdem mein Gynäkologe (überzeugter Schulmediziner) sich für mich eher widerwillig im Kollegenkreis umgehört und mir schließlich einen anthroposophischen Allgemeinmediziner empfohlen hatte, der einen guten Ruf besaß und seine Honorarvorstellungen nach der Finanzlage seiner Patienten richtete. Dieser Mediziner verordnete mir eine Misteltherapie. Auch nicht unumstritten, klar. Obendrein haben fünf Jahre regelmäßig selbst spritzen und bezahlen einen recht begrenzten Spaßfaktor, zumal es sich in Sachen Wirksamkeit genauso verhält wie beim Lotto: keine Gewähr. Was Millionen Leute trotzdem nicht vom Lotto abhält, denn bekanntlich kann nur gewinnen, wer überhaupt mitspielt. Genauso bin ich auch an diese Mistelkur rangegangen. Anstatt die Alternativmedizin kurzerhand an ihren beiden Haken aufzuhängen, habe ich mir aus dem Angebot eine halbwegs bezahlbare, mir persönlich halbwegs vertrauenswürdig erscheinende Variante rausgepickt und die vollen fünf Jahre durchgezogen.

Geschadet hat's mir nicht, das steht fest. Für mein Gemüt und mein Zuversichtsniveau war's gut, keine Frage. Hat's mir auch gegen die bösen Zellen geholfen? Kann sein. Kann aber zumindest bisher noch niemand amtlich feststellen.

Siehe auch unter

→ *Diagnose, die: von der Schockstarre zum Krisenalltag, S. 89 ff.*
→ *Zweitmeinungen von Wohl bis Wehe, S. 233 ff.*

Betroffenheitsbekundungen –
auch DAS noch!

So eine Diagnose ist immer ein Schock. Nicht nur für uns, sondern auch für unsere Lieben. Und ausgerechnet die machen die Situation garantiert noch ein bisschen schlimmer mit ihren Reaktionen. Tränenausbrüche, »Das-ist-ja-schrecklich!«- und »Um-Gottes-willen«-Ausrufe, aschfahle Gesichter, belegte Stimmen, hilfloses Herumstottern ... Das ganze Spektrum spontaner Betroffenheit. Authentisches Mitgefühl, keine Frage. Ausdruck von Zuneigung zu uns, Angst um uns. Alles lieb gemeint und verständlich. Nur dass solche Beileidsbekundungen uns zweifelsfrei signalisieren, dass unsere Umgebung uns schon mit einem Bein im Grab sieht. Ein ausgesprochen suboptimales Gefühl, wenn man gerade versucht, nach der Diagnose ein bisschen Zuversicht zusammenzukratzen.

Besonders ausgeprägt und besonders fatal sind derlei Betroffenheitsreaktionen unter den Lieben, die es sich nicht nehmen lassen, uns im Krankenhaus zu besuchen. Und dann entweder leichenblass und sprachlos auf unsere Drainagen und Verbände starren oder vor lauter Angst um uns (und um ihre eigene Gesundheit, *let's face it*) in verlegenes Gestammel ausbrechen à la »Du Ärmste/r!«, das zwar gut gemeint, aber nicht wirklich aufbauend ist.

Die allgemeine Hilflosigkeit am Krankenbett könnte man

als rührend bezeichnen. Wenn sie nicht so ausgesprochen kräftezehrend wäre. Denn obwohl unsereins in der Lage dringend eine Portion Trost und Optimismus bräuchte, fühlen gerade wir Frauen mit unserem ausgeprägten Kümmertrieb uns reflexartig bemüßigt, die anderen zu trösten. Womöglich sogar ein paar Witzchen zu machen, nur um die düstere Aura des K-Wortes zu durchbrechen. Wenn der Besuch dann weg ist, stimmungsmäßig etwas aufgepäppelt durch unser kleines Laienspiel, sind wir mit den Nerven wieder am Ende. Angesichts des Ernstes der Lage sollte es einzig und allein um uns und unsere Gefühle gehen. Stattdessen haben wir ausgerechnet da auch noch die Gefühle unserer Lieben an der Backe. Verkehrte Welt. Und eines der Phänomene, die den Umgang mit dieser Krankheit noch schwerer machen.

Zumal diese Betroffenheit bei ein paar Leuten nie ganz verschwindet. Ob aus Sorge um uns oder Hang zur Schwarzseherei oder beidem: Einzelne Menschen aus unserem Bekanntenkreis kriegen es auch Jahre später nicht gebacken, sich an den K-Gedanken zu gewöhnen. Vielleicht lernen sie irgendwann, sich verbale Mitleidsbekundungen zu verkneifen. Aber ihre Blicke sprechen immer noch Bände. Und während ihre Augen unseren Körper mehr oder weniger diskret nach Anzeichen für das baldige Ende abtasten, würden wir sie am liebsten schütteln und rufen: »Hey, was soll das? Ich bin behandelt worden, bin voll fit und bis auf weitere Ansage so weit wieder völlig okay!«

Diese Form der Betroffenheit ist zwar schwer erträglich, aber wenigstens ehrlich. Im Gegensatz zur Pseudobetroffenheit. Die auch recht häufig anzutreffen ist. Jemand – häufig ein Bekannter, der nicht zum engsten Kreis zählt – erfährt von der Diagnose und meldet sich. Um seinem Mitgefühl Ausdruck zu verleihen, gewiss. Aber offenbar auch aus wohligem Grusel. Man kann förmlich spüren, wie er die Einschätzung seiner eigenen Lebenssituation unwillkürlich um mindestens 50 Prozent nach oben korrigiert.

Diese Krankheit ist nun mal ein brachialer Schnellkurs für alle, die bis dato unfähig waren, Wichtiges von Unwichtigem zu unterscheiden. Und wenn der Gruseleffekt dazu führt, dass so ein Zeitgenosse sich uns gegenüber künftig jedwedes Wehklagen über faule Kollegen, ungezogenen Nachwuchs und verschärftes Faltenwachstum verkneift, ist ja auch schon ein bisschen was gewonnen.

Völlig anders sieht die Sache allerdings aus, wenn diese Pseudobetroffenen sich ein-, vielleicht sogar zweimal melden, uns mit ihrem »Ach-wie-schrecklich-Grusel« zutexten – und dann wieder so abrupt untertauchen, wie sie zuvor aufgetaucht waren. Vielleicht, weil sie mit der tragischen Wahrheit einfach nicht umgehen können. Mag durchaus sein. Ist aber nicht der geringste Grund für mildernde Umstände. Schließlich geht's bei der tragischen Wahrheit nicht um ihren, sondern um unseren Gesundheitszustand. Und der bessert sich nicht wirklich durch ein Wechselbad aus Freude, dass jemand sich bei uns meldet, und bitterer Enttäuschung, dass derselbe Jemand sich kurz darauf schon wieder auf Nimmerwiedersehen verdrückt. Dann sollen solche Gestalten doch lieber ganz wegbleiben.

Siehe auch unter

→ *Krankenhausbesuche verkraften: Ein Crashkurs*, S. 140 ff.
→ *Zu viel des Guten*, S. 230 ff.

Diagnose, *die:*
Von der Schockstarre zum Krisenalltag

Ganz egal, ob schon ein »ungeklärter Befund« im Raum stand oder die Diagnose völlig überraschend über uns hereinbricht – sie ist immer ein Schock. Das Gehirn braucht ein paar Sekunden, um den Ohren zu glauben, und dann schrillt auch schon die »O-Gott-ich-hab-Krebs!«-Sirene so durchdringend los wie sonst nur in Katastrophenfilmen, in denen ein Atomwaffenarsenal außer Kontrolle gerät. Ungefragt spaltet sich das Leben in ein glückliches Davor und ein verdammtes Danach, und während seltsame Taubheitsgefühle mit aufkommenden Tränen konkurrieren, rasen sinnlose Gedankenfetzen durch den Kopf, von »Ich darf nicht vergessen, noch Milch einzukaufen« über »In zwei Wochen ist Inventur, das schaffen die doch nie ohne mich!« bis »O Gott, wie soll meine Familie das verkraften?«.

Das ist der typische Schock unmittelbar nach der Diagnose. Bei solchen Nachrichten stürzt der Verstand erst mal ab und ist so unfähig zu klaren Gedanken, dass sogar der Heimweg vom Arzt zur Herausforderung werden kann. Und es dauert eine ganze Weile, bis er wieder wenigstens halbwegs funktioniert.

Das gilt nicht nur für uns, sondern auch für unsere Lieben. Und genau wie wir haben sie in der Regel keinen Notfallplan zur Hand, der ihnen erklärt, wie mit so einer Situation am besten umzugehen ist. Also reagieren sie aus dem Bauch heraus, wie Bäuche (inklusive unseres eigenen) nun mal auf das böse K-Wort reagieren: emotional-angsterfüllt-pessimistisch.

Dabei bräuchten wir in dem Moment dringend ein paar ganz andere Eigenschaften um uns herum: Sachlichkeit-Gefasstheit-Zuversicht. Manche Leute sind in der Hinsicht Naturtalente. Andere haben einfach nur das Talent, in Krisensituationen die Nerven zu behalten, anstatt hysterisch in Tränen auszubrechen.

Solche Reaktionen sind nachvollziehbar, aber gleichzeitig das reinste Gift für jeden frisch Diagnostizierten und daher so frühzeitig wie möglich abzustellen. Dafür reicht eine kleine Bemerkung: Wir strampeln gerade heftig, um den Kopf über Wasser zu halten. Da brauchen wir niemanden, der uns qua Tränenfluss signalisiert, dass er uns schon in der Grube sieht.

Verständlicher-, aber auch dummerweise tun das oft genau diejenigen, die uns am Nächsten stehen und deshalb die Ersten sind, denen wir sagen wollen, was los ist: Mutter / Vater / BeziehungspartnerIn / Kinder.

Wenn Sie wissen oder ahnen, dass deren Reaktion für Sie alles noch viel schwerer macht – behalten Sie ihnen gegenüber die Nachricht zunächst einen Tag für sich. Denn Tag 1 spielt eine große Rolle für den gesamten weiteren Umgang mit der Diagnose. Am besten sind wir da bei Leuten aufgehoben, die Ruhe bewahren. Die nicht gleich zu schluchzen anfangen, sondern sachlich nachfragen. Was hat der Arzt genau gesagt? Wie geht's morgen weiter? Soll ich mal rumtelefonieren, wer für eine Zweitmeinung infrage kommt? Soll ich dir was zum Einschlafen mitgeben für heute Nacht?

Schock lass nach!

Solche besonnenen Reaktionen sind mit Abstand das Beste für unsere Nerven. Die Ruhe im Auge des Sturms sozusagen. Der Sturm wird sich nicht legen – aber die Ruhe bewahrt uns davor, in unnütze Dramatisierungen zu verfallen. Und wenn *wir* es schaffen, halbwegs sachlich zu bleiben, schaffen unsere Lieben das auch gleich ein bisschen besser.

Je schneller es uns gelingt, vom Schockzustand zum Realismus zurückzufinden, desto besser für unsere Lieben. Und auch für uns. Denn der wieder einsetzende Verstand schützt uns vor Kurzschlussreaktionen, wie sie in der Lebenslage gerne getroffen werden: Ich will nicht sterben, also bloß weg mit der Brust! Chemo mach ich auf gar keinen Fall, lieber sterbe ich! Ich halte es nicht aus, mir noch eine zweite Meinung zu besorgen, lieber leg ich mich jetzt gleich hier im Kreiskrankenhaus unters Messer!

Alles verständlich. Aber alles reine Panik. Fakt ist: Die Lage ist ernst, ja. Aber auf ein paar Tage mehr oder weniger zwischen Diagnose und Therapiebeginn kommt es in der Regel nicht an. Dieses Zeitfenster (das auch durchaus größer sein kann, siehe unten) können und sollten wir nutzen, um uns mithilfe nervenstarker Vertrauter einen genaueren Überblick zu verschaffen. Längst nicht jeder Krebs ist ein Todesurteil, und jeder von diesen Dreckszellhaufen ist anders. Die Ärzte ordnen sie je nach Lage, Wachstumsgeschwindigkeit, Hormonreaktivität, Operabilität, Schweregrad in Dutzende Schubladen ein. Da kann es eine ziemliche Erleichterung sein zu begreifen, dass es einen zwar erwischt hat, aber nicht so dramatisch, wie es sich zunächst anhörte. Dass etwa durchaus brusterhaltend operiert werden kann. Und dass an der zwei Autostunden entfernten Universitätsklinik eine technisch und personell hervorragend ausgestattete Fachabteilung angesiedelt ist, in der Sie zwar Ihren Lieben nicht so nahe wären wie im örtlichen Kreiskrankenhaus, aber medizinisch wesentlich besser versorgt.

Manchmal dauert es länger, bis eine *genaue* Diagnose feststeht, etwa wenn Wächter-Lymphknoten entfernt werden müssen oder eine Zweitmeinung eingeholt werden soll. Doch schon zwei Wochen können zur ätzenden Ewigkeit werden, wenn man so schnell wie möglich wissen will, was Sache ist. Ungewissheit wird in der Situation schnell zum Horror.

Dabei könnte man sie genauso gut als Geschenk sehen. Als segensreichen Schwebezustand zwischen der alten und der neuen Lebenslage. Jeder Tag ohne neue Nachrichten ist eine Atempause, die es uns, unseren Nerven und unseren Lieben ermöglicht, sich wenigstens ein bisschen zu stabilisieren. *No News Is Good News.*

Zumal weder Inhalt und Zeitpunkt der genauen Diagnose noch unsere Angst davor irgendetwas an »der Sache« selbst ändert. Es hat uns erwischt, genau *so* und nicht anders, und jetzt sind die entsprechenden Gegenmaßnahmen zu ergreifen.

Was ja auch geschieht. Während wir noch im Schleudergang des Diagnoseschocks stecken, läuft mit erstaunlicher Präzision die Behandlungsmaschinerie von Schulmedizin und Sozialstaat an. Gleichzeitig strömen Familie und Freunde herbei, zeigen Mitgefühl und Hilfsbereitschaft und Zuneigung. Das tut gut, bei aller Angst. Der Eindruck, fürs Erste versorgt und aufgehoben zu sein, gibt Halt und Trost und immer auch Hoffnung.

Die normative Kraft des Faktischen

Und selbst wenn gefühlt oder tatsächlich kaum Anlass für positive Gefühle besteht, so gibt es doch eine tröstliche Nachricht zu vermelden: Der Schock wird irgendwann schwächer. Versprochen. Und zwar wegen der normativen Kraft des Faktischen. Unsere Lebenswirklichkeit formt unsere Normalität, und wenn unsere Lebenswirklichkeit sich ändert, ändert die Normalität sich auch. Uns bleibt gar nichts anderes übrig, als uns an die zu gewöhnen. Neue Fakten = neue Normalität, wohl oder übel. Wir lernen mit Dingen zu leben, die wir uns zuvor nicht hätten albträumen lassen. Schlicht weil wir keine andere Wahl haben. Der Behandlungsparcours dauert Monate oder sogar Jahre, er wird mehr oder weniger anstrengend sein – aber unterm Strich geht das Leben weiter.

Unter diesen Umständen tagtäglich mit seinem Schicksal zu hadern, wäre zwar nachvollziehbar, aber extrem unklug. Denn Hadern kostet einfach zu viel Kraft, bei garantierten null Prozent Hilfe für die Genesung. Da ist es wesentlich zielführender, sich auf die neue Normalität einzulassen, die schrittweise Einzug ins Alltagsleben hält. Denn sie bietet Halt und Struktur und ist damit das beste Bollwerk gegen aufkommende Panik.

Siehe auch unter

→ *Erste-Hilfe-Maßnahmen für Krebsneulinge und alle, die ihnen wirklich helfen wollen, S. 97 ff.*
→ *Normalität! Das unerwartete Comeback eines unerwartet guten Gefühls, S. 180 ff.*

Dr. Google, Risiken und Nebenwirkungen

Kann sich überhaupt noch jemand daran erinnern, wie es ohne ihn war? Damals, als unsereins sich wohl oder übel noch auf *Der große Gesundheitsratgeber für die ganze Familie* und die Urteile der behandelnden Ärzte verlassen musste? Finstere Zeiten waren das. Bis Dr. Google wie weiland Aladin mit der Wunderlampe das Licht ins Dunkel brachte, weshalb die Menschheit sich daheim vor dem Monitor oder am Smartphone eine eigene medizinische Meinung bilden kann.

Jedenfalls wenn das mit der Meinungsbildung tatsächlich klappt. Denn Dr. Google versammelt solche Irrsinnsmengen Texte, Fotos (igitt) und Videos (auch das noch) zu wirklich allen Formen körperlicher Auffälligkeiten und Krankheiten dieser Welt, dass es ein sehr langes Weilchen dauert, bis man sich durchgearbeitet hat.

Sofern man nicht vorher durchdreht. So mancher weitgehend gesunde, gelassene Mensch, der eigentlich nur ganz harmlos ein bisschen Ursachenforschung zu einem Kratzen im Hals oder Schmerzen im Schulterbereich treiben wollte, sieht sich bereits auf dem Sterbebett angesichts der ganzen beängstigenden Beiträge über Symptome, Komplikationen und Nebenwirkungen.

Für uns, die wir gerade weder gesund noch gelassen sind,

ist diese Gefahr noch bedeutend größer. Gleichzeitig bietet Dr. Google zugegebenermaßen eine Chance, brandaktuelle sachdienliche Informationen aufzutreiben, die die behandelnden Ärzte (noch) nicht kennen, nicht anerkennen oder schon aus Prinzip und ganz ohne den erforderlichen evidenzbasierten Faktencheck in Bausch und Bogen ablehnen, wie etwa derzeit Methadon als Krebsmedikament.

Da gibt's nur eins: Betrauen Sie nervenstarke Freunde mit der verantwortungsvollen Aufgabe, die Datenschwemme zu sichten und zu kategorisieren:

• sachliche Information – oder Spekulation / Geschäftemacherei;
• aktuell oder veraltet;
• demoralisierend oder aufbauend.

Medizinische Recherche ist so wichtig, dass Sie lieber die Zähne zusammenbeißen und das selbst machen wollen? Ein nachvollziehbarer Vorsatz. Aber unter Umständen recht kontraproduktiv für die Stimmung. Probieren Sie's sicherheitshalber zunächst mit einem vergleichsweise harmlosen Suchbegriff wie »alternative Krebstherapie«. Der bringt derzeit selbst in Anführungszeichen noch 18100 Treffer, bei einer Einschränkung der Suchergebnisse auf die letzten zwölf Monate immer noch 633. Wenn Sie die alle ohne größere Blutdruckschwankungen und Adrenalinausstoß durchsehen können – Glückwunsch.

Aber wenn nicht, dann werden Ihnen die Rechercheergebnisse Ihrer Lieben helfen, anstehende Entscheidungen zu treffen. Und im besten Fall vertrauensvoll an diesen Entscheidungen festzuhalten, anstatt bei jeder auftauchenden Verunsicherung (davon gibt's leider jede Menge) gleich *wieder*

Dr. Google zu konsultieren, in der irrigen Hoffnung auf eindeutige Antworten, die es in unserer Lage nun mal in den seltensten Fällen gibt.

Siehe auch unter

→ Ärzte und wie man sie überlebt, S. 38 ff.

→ Zweitmeinungen von Wohl bis Wehe, S. 233 ff.

Erste-Hilfe-Maßnahmen für Krebsneulinge und alle, die ihnen *wirklich* helfen wollen

Auf die Diagnose folgt zunächst die Fassungslosigkeit. Wenn die Schockstarre sich irgendwann wieder löst, stehen Panik sowie Apathie schon in den Startlöchern und rangeln um die Vorherrschaft. Erfahrungsgemäß liegt auf der vor ihnen liegenden Marathonstrecke mal die eine und mal die andere vorn.

Das Rennen bleibt meist lange unentschieden, nur ein Verlierer steht von Anfang an fest: der Widerstandswille. Entweder wird er über kurz oder lang von der Panik und ihren Cortisolkanonen in Stücke geschossen. Oder die Apathie zieht ihm einfach den Stecker.

»Gefahr erkannt – Gefahr gebannt« ist eigentlich eine von diesen grauslichen Plattitüden, mit denen man unsereins nicht kommen sollte, etwa auf einer Ebene mit »Das wird schon wieder«. Trotzdem ist sie hier ausnahmsweise mal angebracht. Allerdings nicht als Versprechen, sondern als Verpflichtung. Wer weiß, dass nach der Diagnose entweder Durchdreher oder Depression oder beide im Wechsel drohen, der kann durchaus etwas tun, um die Nerven in dieser kritischen Phase zu bewahren, anstatt sie zu verlieren.

In diesem Sinne folgen nun die *Top Ten* der effizientesten Erste-Hilfe-Maßnahmen. Sie sind vielleicht nicht alle völlig »PC«, aber garantiert alle äußerst hilfreich.

1) Der Anfang von allem: Hintern hochkriegen!
Völlig unangemessene Ausdrucksweise angesichts einer menschlichen Tragödie? Stimmt. Aber auch gerechtfertigt. Genauso gerechtfertigt wie die berühmte Ohrfeige, mit der im Film Leute wieder zur Besinnung gebracht werden, die kurz vorm Durchdrehen waren. Die Gefahr ist schließlich groß, dass der Weg vom Diagnoseschock direkt ins Bett und unter die Decke führt, unter der man am liebsten so lange kauern würde, bis alles vorbei ist, als hilfloses Opfer böser Zellen, denen man auf Gedeih und Verderb ausgeliefert ist.

So weit, so Quatsch. Wir sind nicht hilflos, wir sind nicht Opfer, wir sind nicht ausgeliefert. Wir haben mehr Handlungsspielraum, als wir denken, Hauptsache: handeln. Den Stier bei den Hörnern packen. Alles, wirklich alles ist besser, als sich widerstandslos der großen Depression auszuliefern. Die verschluckt nämlich nach und nach sämtliche Restbestände an lebensnotwendiger Lebenslust. Mal ganz abgesehen davon, dass sie auch nicht gerade der Hit fürs Immunsystem ist.

2) Die Basics: Bewegung – Ernährung – Entspannung. Eh klar, weiß doch jeder, dank flächendeckender Aufklärung aus zahlreichen Quellen von Apotheken-Umschau bis YouTube. Trotzdem kommen jetzt ein paar zielgruppengerechte Zusatzinfos.

Bewegung. Alles super. Ab Spazierengehen und Fahrradfahren aufwärts wirkt jede Bewegungsform unterhalb persönlicher Leistungsgrenzen wahre Wunder gegen Anflüge von Depression. Und das angeblich schon ab der siebten Minute. Länger ist natürlich besser. Noch besser ist es mit Lieblingsmusik im Ohr. Und am besten sind Bewegung + Lieblingsmusik + frische Luft in grün-blauer Umgebung. Falls gerade weder freie Natur noch wolkenloser Himmel zur Verfügung stehen, tut's auch eine Schlechtwetterrunde in einer öffentlichen Grünanlage.

Ernährung. Bei der Diagnose vergeht einem glatt der Appetit. Aber der Behandlungsparcours ist lang und anstrengend, da ist gute Ernährung wichtig. »Gut« allerdings nicht unbedingt im Sinne all der wohlgemeinten Ratschläge, mit denen wir von unserem Umfeld zugeschwallt werden. Die sind natürlich kein Problem für alle, die sowieso nicht rauchen oder trinken, für ihr Leben gerne Grünkohlsmoothies trinken, Chiasamen-Gojibeeren-Amaranth-Müslis essen und gedämpftes Gemüse schon immer lieber mochten als Burger und Pizza. Für alle anderen aber bedeutet »gut« nichts anderes als »gut für mich«. Alles, was uns in der Situation überhaupt noch schmeckt, ist gut für uns. Auch Junkfood, auch Zuckerbomben, sogar auch Fluppen und Gin Tonics. Hauptsache Genuss. Denn Genüsse brauchen wir, um die ganze Geschichte möglichst gut zu überstehen (siehe »Genussmittel«). Über gesündere Ernährung können wir später immer noch nachdenken.

Entspannung. Nein, nicht unbedingt autogenes Training oder Meditation (außer man kennt sich damit schon aus). Bei Gestressten, Panikern und Perfektionisten führt der Versuch, durch »Ich-bin-ganz-ruhig-und-entspannt«-Mantras innere Spannung abzubauen, oft zum Gegenteil. Dann schon lieber Entspannungstechniken wie Yoga, progressive Muskelentspannung, Tai-Chi oder Qigong, unter Menschen in einem Kurs oder per YouTube oder DVD daheim gemütlich vor der Glotze. Da können einem die Gedanken wenigstens nicht durchgehen, weil man sich aufs Zuhören und Nachmachen konzentrieren muss. Für alle, die solche Beruhigungsmethoden für esoterischen Hokuspokus halten: Klassiker wie Fahrradfahren, Spazierengehen, Joggen, Tanzen sind auch sehr entspannend.

3) Egoismus. Nichts schwieriger als das. Besonders für Frauen, die sowieso darauf gepolt sind, ihre eigenen Bedürfnisse hinter die aller anderen zurückzustellen. Wenn die auf die schlechten Nachrichten fassungslos-verzweifelt hilflos reagieren, reißt frau sich noch in der größten Krankheitskrise reflexhaft am Riemen und spendet Trost. Obwohl doch eigentlich sie getröstet werden müsste. Verkehrte Welt, siehe oben. Und damit höchste Zeit, ein paar Dinge klarzustellen: Uns hat's erwischt, nicht euch. Also müsst ihr euch jetzt mal am Riemen reißen und *uns* eine Stütze sein, nicht umgekehrt. Eure Fassungslosigkeit-Verzweiflung-Hilflosigkeit ist verständlich, aber rein gar nichts gegen die Nachtschattengefühle, die uns gerade heimsuchen, kapiert?

Wenn diese erste Erkenntnis erst mal eingesickert ist, fällt die zweite bestimmt leichter. Nämlich dass wir bis auf Weiteres nicht mehr in erster Linie eure, sondern unsere Bedürfnisse im Blick haben. Zumindest wenn ihr euch schon oder noch selbstständig waschen, anziehen, ernähren und bewegen könnt. Irgendwie müssen wir den Kopf schließlich über Wasser halten. Da ist Egoismus das Gebot der Stunde. Nicht umsonst heißt es immer, dass der gesund ist. Also ab über Bord mit sämtlichen Gedanken, die mit »ich muss unbedingt ...« anfangen. Weg mit Sachzwängen, Konventionen, Benimmregeln und diplomatischen Verrenkungen, die kosten nur Kraft. Auch wenn diese Denke schwerfällt: Es geht jetzt einzig und allein um uns. Folglich ist es völlig legitim, dass wir alle Energie für uns selbst verbrauchen. Die anderen kommen damit in der Regel bedeutend besser klar, als wir gedacht hätten. Und das ist auch gut so, denn dann kommt uns kein schlechtes Gewissen in die Quere, wenn wir den gesunden Egoismus zu unserer Maxime machen und uns hemmungslos so viel Gutes tun wie irgend möglich. Wir sollten insbesondere: a) genau das sagen, wonach uns gerade ist. Klartext anstatt verlegenes oder verlogenes Lavieren kann ungeheuer erleichternd sein, geradezu erfrischend; und b) genau die Sachen machen, nach denen uns gerade ist. Ganz egal ob sinnvoll oder sinnlos, gesund oder ungesund, vernünftig oder unvernünftig, Hauptsache wohltuend.

4) Gute Gefühle sammeln. Ein Hoch auf die Glücksforschung! Die wirkt zwar in diesem Kontext völlig fehl am Platze – aber wir haben ihr eine gerade für unsereins fundamentale Erkenntnis zu verdanken. Nämlich die, dass emotionales Wohlbefinden mitnichten auf der Abwesenheit jeglicher Unglücksgründe beruht. Wäre dem so, hätte wohl kaum jemand – krank, gesund, arm, reich, egal – Chancen auf größere Glücksmomente. Drecksgefühle kennt jeder, hat jeder, aus welchen Gründen auch immer. Sie lassen sich nicht wegzaubern.

Doch dank der wackeren Glücksforscher wissen wir, dass sie sich immerhin ein Stück weit neutralisieren lassen. Und zwar hauptsächlich durch Wohlgefühle aller Art. Die lassen sich sogar unter weitgehend glücksfreien Umständen wie den unseren bewusst erzeugen, siehe Punkt 3, gesunder Egoismus. Sonne auf der Haut, mit den Kindern spielen, knuspriges Butter-Honig-Brötchen, der Geruch von nassem Waldboden, ein Akkordeonspieler in der Fußgängerzone, neuer Song für die Playlist, neuer Pullover fürs Outfit, Katze streicheln, Freunde treffen, Lieblingsserie gucken ... Klingt seltsam unter unseren Umständen, ist aber so: Gründe für gute Gefühle gibt's auch für uns eine ganze Menge. Wir müssen sie nur entdecken. Achtsam und dankbar sein, wie es inzwischen sowieso in jedem besseren Lifestyle-Magazin empfohlen wird. Weniger philosophisch ausgedrückt: Augen auf, hinschauen und Sachen machen. Jeden Tag für mindestens eine schöne Stunde »nur für mich« sorgen. Mindestens! Und sich jeden Abend vor dem Einschlafen an mindestens drei gute Momente erinnern. Sie werden staunen, dass das überhaupt möglich ist, wie schnell es geht – und wie gut dieses Gedächtnistraining obendrein als Einschlafübung geeignet ist.

5) Fixsterne vs. schwarze Löcher. Es gehört zu den vielen Merkwürdigkeiten dieser Dreckskrankheit, dass die Menschen in unserem Umfeld über kurz oder lang in einer dieser beiden Kategorien landen. Fixsterne = zuverlässige, starke, empathische, in sich ruhende Kraftspender und Helfer. Schwarze Löcher = mit der Situation überforderte, zwischen verschwiemelter Verlegenheit und tränenerstickter Hoffnungslosigkeit hin und her schwankende Familienmitglieder, Freunde und Bekannte, die es zwar bestimmt gut mit uns meinen, aber letztlich Energieschlucker sind anstatt Energiespender.

Genau deshalb sollten wir die einen so schnell wie möglich von den anderen zu unterscheiden lernen. Um sodann konsequent Nähe und Beistand der Fixsterne zu suchen – und auf größtmöglichen Sicherheitsabstand zu den schwarzen Löchern zu gehen. Hilfreich und erlaubt sind Notlügen aller Art: »Ich muss leider gleich weg«, »Genau da habe ich leider einen Arzttermin«, »Ich bin momentan einfach zu müde«, »Ich melde mich dann, wenn es mir wieder besser geht«, und was uns sonst noch so spontan einfällt, um Leute abzuwimmeln, die momentan nicht gut für uns sind.

Das tut man aber nicht? O doch, wir dürfen das, wir sind schließlich krank. Und mal ganz abgesehen davon tun das mindestens einige unserer »Lieben« auch. Sie sortieren uns aus, manchmal abrupt, manchmal verschämt peu à peu, aber immer, weil sie mit unserem Zustand und ihren Ängsten nicht umgehen können. Mit dem entsprechenden Freundes- und Bekanntenschwund müssen wir ja auch leben, obwohl der in unserer Situation eine besonders frustrierende Überraschung ist.

Wie gut, dass Freundesschwund und schwarze Löcher durch neue Fixsterne zumindest teilweise ersetzt werden. Etwa durch entfernte Bekannte, die überraschend in unseren innersten Kreis vorrücken. Einfach weil sie bereits einschlägige Erfahrungen gemacht haben und daher nicht gleich die Flucht ergreifen, wenn sie das böse K-Wort hören. Oder durch neue Bekannte aus unserem Behandlungsparcours. Bei den einen wie bei den anderen sind wir mit unseren Sorgen tausendmal besser aufgehoben als bei den Zeitgenossen, die uns zwar beistehen wollen, es aber einfach nicht können.

6) Hilfsangebote annehmen. In kaum einer privaten Notlage sind die Reaktionen so überwältigend. Überwältigend nicht nur wegen der ganzen nassen Augen, sondern auch überwältigend wegen der ganzen spontanen Hilfsangebote. Irgendetwas will jeder tun, schon allein um das deprimierende Gefühl der Hilflosigkeit zu ertragen – denn gesundzaubern kann uns nun mal niemand. Also fragt jeder, der davon erfährt, quasi reflexartig nach: »Wie kann ich dir helfen?«, »Kann ich irgendetwas für Sie tun?«, »Bitte sag Bescheid, wenn du was brauchst.«

Und wir? Wir bedanken uns artig, um sodann tapfer zu murmeln, dass wir schon irgendwie klarkämen, dass wir uns dann melden würden, wenn wir was bräuchten, doch, doch, ganz bestimmt.

Und dann machen wir … nichts. Wir haben Hemmungen, sind zu schüchtern oder zu stolz, diese Hilfsangebote beim Wort zu nehmen, solange sie noch frisch und von Herzen ernst gemeint sind.

Und dann ist es irgendwann zu spät. Mit der Hilfsbereitschaft bei fieser Krankheit ist es nämlich nicht anders als mit der Spendenbereitschaft bei schlimmen Katastrophen: Früher oder später schließt sich das Zeitfenster, weil eine aktuellere Katastrophe Schlagzeilen macht.

Tatsächlich brauchen wir alle Hilfe, die wir kriegen können, auch wenn uns das in der akuten Schockstarre möglicherweise noch nicht ganz klar ist. Daher sind wir gut beraten, Schüchternheit und Stolz über Bord zu werfen und jedwedes Hilfsangebot hemmungslos anzunehmen. Da nicht jeder Helfer für jede Tätigkeit gleichermaßen geeignet ist, dürfen wir genauso hemmungslos konkrete Aufgaben verteilen. Je konkreter, desto besser für uns und für die Hilfswilligen, durchaus auch inklusive vorgegebenem Zeitplan und Teambildung. Aktivitätsbereiche gibt es genug:

Medizinische Recherche. In den Tagen und Wochen nach der Diagnose ist es eine ungeheure Erleichterung, nervenstarke Vertrauenspersonen mit der Informationsbeschaffung betrauen zu können, von Dr. Google bis zum Besuch bei der Zweitmeinungskoryphäe. Das müssen wir uns nun echt nicht antun – viel zu deprimierend. Dann schon lieber die Rechercheure ihre Arbeit tun und sich nur die Ergebnisse präsentieren lassen, die zu klaren Entscheidungen führen.

Behandlungsbeistand. Wer kann bei Arztterminen dabei sein? Wer kann Fahrdienste übernehmen? Wer kümmert sich um die Korrespondenz mit der Krankenversicherung? Wer – Gewissensfrage aller Gewissensfragen – wäre bereit, zur Chemo mitzukommen?

Haushaltsbeistand. Wer kann regelmäßig einkaufen / die Kinder von der Schule oder vom Hort abholen / den Hund Gassi führen / im Haushalt helfen / sich ein bisschen um den Garten kümmern / ab und zu bei den Eltern vorbeischauen / eine günstige Zugehfrau organisieren / das Auto über den TÜV bringen?

Arbeits- und Ämterbeistand. Wer kann Kontakte zu den KollegInnen pflegen / regelmäßig ein Stündchen Büroarbeit machen / Kunden vertrösten / Terminverlängerungen aushandeln / Telefondienst übernehmen / kleinere Jobs erledigen / Papiere à jour halten / dringende Behördenanträge stellen / Krankenkassenabrechnungen prüfen?

Es gibt kaum etwas, das unsere Lieben nicht für uns tun würden. Sie freuen sich wirklich, wenn sie uns wenigstens irgendwie helfen können. Wir müssen sie nur frühzeitig beim Wort nehmen. Oder aber einfach noch mal nachfragen.

7) Selbsthilfegruppen ausprobieren. Selbsthilfegruppen gibt's für unsereins reichlich, so ziemlich überall und so ziemlich für jeden Krebs. Hier treffen sich Betroffene und tauschen sich über Dinge aus, von denen Nichtbetroffene weder Ahnung haben noch Ahnung haben wollen. Auch über »Tabuthemen«, die einem normalerweise vor Scham die Sprache verschlagen würden. Dasselbe gilt für Selbsthilfe-Foren und

Chatgruppen im Internet, die mobilitätsbeschränkten, ganz schüchternen oder auf dem platten Land lebenden Patienten die Möglichkeit bieten, Beistand zu finden, ohne die eigenen vier Wände verlassen zu müssen.

Gleichzeitig ist das Angebot an Selbsthilfeinitiativen im Netz nur schwer überschaubar, und die Beiträge sind aufgrund der puren Masse eher verwirrend als erhellend. Außerdem können virtuelle wie real existierende Selbsthilfegruppen labilere Teilnehmer schon allein wegen des geballten Leids, das da zusammenkommt, von Halbmast nach ganz unten runterziehen. Es kommt also auf einen Versuch an. Machen sich langsam, aber unweigerlich Beklommenheitsgefühle breit – dann nichts wie weg. Raus aus dem Forum, raus aus dem Raum, bei Bedarf auch ohne Einhaltung von Höflichkeitsregeln. Stimmen hingegen Chemie und Stimmung, dann kann das Geborgenheitsgefühl, das so eine Gruppe vermittelt, wahre Wunder bewirken.

8) Ärzte heimsuchen. Traurig, aber so sicher wie das Amen in der Kirche: Ab dem Moment der Diagnose entziehen wir unserem Körper jegliches Vertrauen. Bereits bei kleinsten Veränderungen sehen wir unsere allerschlimmsten Befürchtungen bestätigt und brechen in Panik aus. Die in den allermeisten Fällen unbegründet ist. Das erfährt allerdings nur, wer gleich zum Arzt marschiert, anstatt seine geheimen Befürchtungen tapfer für sich zu behalten. Wobei: Hinter diesem Widerwillen, umgehend Klärung zu schaffen, steckt oft genug keine Tapferkeit. Sondern Angst vor schlechten Nachrichten.

Das ist nur menschlich. Aber auch reichlich absurd. Lieber Schrecken ohne Ende als Ende ohne Schrecken, nur weil's ja vielleicht ein Ende mit Schrecken sein könnte? Echt jetzt, so eine Vogel-Strauß-Haltung kostet letztlich immer zu viel Kraft. Vor allem im Vergleich zu dem Energieschub, den der Arzt uns spendiert, wenn er Ängste, die sich tage- und besonders nächtelang hochgeschaukelt haben, innerhalb kürzester Zeit einfach wegwedelt. Nein, das hier ist keine Entzündung, die OP-Fäden verheilen gut! Nein, die Knochenschmerzen sind kein Zeichen für Metastasen, nur eine Nebenwirkung der Medikamente! Nein, das ist nur eine normale Zyste / Warze / Erkältung / Magenverstimmung!

Gute Ärzte reagieren verständnisvoll auf die Panikszenarien, mit denen uns unsere Gehirnzellen bombardieren, und klären bereitwillig immer wieder alles ab, auch kurzfristig, wenn's ganz dringend ist; zur Not müssen Kassenpatienten halt länger im Wartezimmer ausharren. Aber was sind schon zwei Stunden Warten im Vergleich zu der immensen Erleichterung, bis auf Weiteres wieder eine Sorge weniger auf dem Schirm zu haben? Für dieses wahnsinnig gute Gefühl lässt sich sogar billigend in Kauf nehmen, dass einen der eine oder andere weniger gute Arzt ganz offensichtlich in die große Hypochonder- und Nervensägenschublade steckt. Soll er doch. Wenn sich hier einer schämen müsste, dann er.

9) Erste Hilfe für die Seele. In kaum einem Bereich sind die Erste-Hilfe-Möglichkeiten so weit gefächert. Psychologen, Psychotherapeuten, Psychoonkologen, Psychiater wissen besser als alle anderen, welche Seelenabgründe sich durch so eine Diagnose auftun. Sie sind entsprechend ausgebildet, können zuhören, Denkanstöße geben, Antiangststrategien erklären, Druck rausnehmen, hilfreiche Medikamente verschreiben. Man kann sie nur einige Male oder längerfristig konsultieren, allein oder in der Gruppe, für Gesprächstherapie, Verhaltenstherapie, Kunsttherapie.

Der einzige, leider ziemlich große Haken: die Wartezeit. Je nach Wohnort kann's schnell gehen oder dauern. Da ist es das Beste, sich sofort um einen Platz zu kümmern, auch wenn's womöglich nur prophylaktisch ist. Absagen kann man später immer noch.

Ganz ohne Arzt, Rezept, Gutachten und Wartezeit sind diverse Bewegungs- und Entspannungstherapien zu haben, etwa über Volkshochschulangebote, Yogagruppen, nichtkommerzielle Privatinitiativen. Alles Psychokacke? Zur Strafe gleich weiterblättern auf S. 185

10) Präventive Generalamnestie für Durchhänger, Wutanfälle, Ungerechtigkeiten aller Art. Eine Amnestie für uns, nicht für die anderen. Die sollen sich bitte schön zusammenreißen und uns eine starke Burg sein. Wir hingegen haben alles Recht der Welt, den »Hilfreich-sei-der-Mensch-edel-und-gut-Anspruch« für ein Weilchen einzumotten. Energielevel und Nervenqualität lassen umständehalber extrem zu wünschen übrig, da darf niemand von uns erwarten, dass wir stets stark, stabil und gerecht sind. Auch wenn die anderen und wir selbst uns ständig »du musst jetzt stark sein« in die Ohren tuten: Außerordentliche Umstände verursachen außerordentliche Reaktionen, das ist völlig normal. Folglich ist es zwar möglicherweise ungerecht oder ein Zeichen von Schwäche, aber trotzdem völlig okay, wenn wir wegen einer Kleinigkeit aus der Hose springen oder uns übergangslos das heulende Elend überkommt. Hauptsache, wir verzeihen uns diese Aussetzer, anstatt uns noch ewig mit Selbstvorwürfen zu malträtieren. Malträtiert werden wir schließlich schon genug.

Siehe auch unter

→ Finanzen – eine himmelschreiend bittere Pille, S. 110 ff.

→ Genuss-Mittel: Wann, wenn nicht jetzt?, S. 116 ff.

Finanzen –
eine himmelschreiend bittere Pille

Der Volksmund weiß: Über Geld spricht man nicht. Was der Volksmund aber leider nicht weiß: Die Behandlungskosten gehören zu den ganz bitteren Pillen dieser an bitteren Pillen wirklich nicht gerade armen Krankheit. Da denken nämlich alle, dass die Krankenkassen sich wenigstens in diesem Fall großzügig zeigen. Dass es für einen modernen Sozialstaat das Mindeste ist, seine Schatulle zu öffnen und sämtliche Kosten zu übernehmen, um seine ernst erkrankten Bürger wenigstens vor behandlungsbedingten Finanzkrisen zu bewahren.

Tja, schön wär's. Aber leider Satz mit X, Pustekuchen, Fehlanzeige. In Deutschland werden Kassenpatienten sogar für die Infusionsbeutel der Chemo zur Kasse gebeten. Wo kämen wir denn da hin, wenn es Ausnahmen von der Rezeptgebühr gäbe! Und da bei jeder Chemo eine Menge dieser bunten Klarsichtbeutel benötigt werden, sind jedes Mal garantiert über hundert Euro fällig. Viel Geld fürs Gift.

Und nicht nur dafür. Jedes Medikament gegen die Übelkeit kostet. Diese Medikamente haben natürlich Nebenwirkungen, gegen die man wiederum Medizin braucht. Die wiederum Geld kostet.

Lust auf ein kleines Beispiel? Gegen die Nebenwirkungen der Chemo (zuzahlungspflichtig) gibt es Medikamente (zuzahlungspflichtig), die Verstopfung verursachen. Gegen die Verstopfung werden wiederum Medikamente verschrieben. Für die in der Regel keine Rezeptzuzahlung verlangt wird, sondern der volle Preis. Verstopfung ist schließlich ein Allerweltsleiden, für dessen Behandlung wir selbst verantwortlich sind.

Und wo wir gerade bei den Chemokosten sind: Die Infusionen (zuzahlungspflichtig) führen zu einem heftigen Leukozytenschwund. Dagegen gibt's Spritzen (zuzahlungspflichtig). Die sind ein wahrer Segen, aber sie verursachen Knochenschmerzen. Dagegen gibt's Medikamente (zuzahlungspflichtig). Die wiederum gehen auf den Magen. Gott sei Dank gibt's auch dagegen Medikamente. Die ihrerseits wieder … zuzahlungspflichtig sind, genau.

Cash or Card

So kommt – übrigens auch ohne Chemo – im Monat und erst recht im Laufe der monatelangen Behandlung eine enorme Summe zusammen. Obwohl das Ganze trotzdem nur eine Economy-Behandlung ist. Die nackten Basics, sozusagen. Apotheker und Mediziner empfehlen wärmstens die zusätzliche Einnahme unterstützender / stärkender Nahrungsergänzungsmittel und Medikamente, von Zink und Selen bis Pro- und Präbiotika, und Immunspezialisten, Anthroposophen und Heilpraktiker haben eine ganze Latte weiterer Behandlungsempfehlungen parat. Mit sämtlichen dieser segensreichen »Extras« verhält es sich dann wie beim Shopping: Cash or Card.

Nun sind Krankenkassen vergleichsweise sozial. Wer finanziell nicht gerade auf Rosen gebettet ist, kann einen Antrag auf Zuzahlungsbefreiung stellen. Jedenfalls sofern man die Kraft und den Nerv hat, sich zusätzlich zu seinem Kampf gegen die bösen Zellen auch noch auf einen längeren Papierkrieg einzulassen. Und selbst ein Sieg an dieser Front beantwortet noch lange nicht die zwei bohrenden Fragen, die des Nachts viele finanzschwache Patienten von der heilsamen Bettruhe abhalten.

Erstens: Wenn ich die Kosten für die Behandlung zahlen muss – wovon zahle ich dann die anstehenden Kosten für den Kredit/die fällige Autoreparatur/neue Klamotten für die Kleinen/Tierarzt/Miete/Zahnarzt/Krankenversicherung (weitere Posten bitte einfügen)????

Und zweitens, noch ein bisschen schlimmer als erstens, auch wenn das eigentlich kaum möglich ist: Wenn ich mir nur die Basisbehandlung leisten kann und ansonsten höchstens ein bisschen Bioobst, aber nicht den ganzen Zusatzkram – reicht das überhaupt, um mich wieder auf den Damm zu bringen? Oder werde ich irgendwann als Kollateralschaden des Krankenkassensparzwangs in einer einschlägigen Statistik enden?

Stolz trifft auf Taktgefühl. Ergebnis: keins

Nun hört beim Geld bekanntermaßen die Freundschaft auf. Deshalb traut sich unsereins nicht, finanzielle Schieflagen zuzugeben, auch wenn die nicht etwa durch Casinozocken, sondern durch Krebszellen verursacht wurden. Und die anderen trauen sich selbst bei entsprechenden Anzeichen und Andeutungen nicht, einfach mal nachzufragen. Stolz und Scham treffen auf Diskretion und Taktgefühl. Ergebnis: keins, jedenfalls kein konstruktives. Nur Verlegenheit allerorten.

Dabei gibt es in unserem persönlichen Umfeld immer Leute, die unbedingt helfen wollen. Auch mit Geld, schließlich braucht es nicht viel Einfühlungsvermögen für die Erkenntnis, dass in zahlreichen zeitgenössischen Lebenssituationen (alleinerziehend, Geringverdiener, kinderreich, Freiberufler, Arbeitsloser, Rentner, Zeitarbeiter und all die anderen, die schon gesund kaum über die Runden kommen) eine prekäre Finanzlage diese ganze Krankheit noch ein bisschen schlimmer macht. Zumal es so ewig lange dauert, bis wir danach wieder voll einsatzfähig sind.

Schon allein wegen dieser langen Belastungszeit sollten wir frühzeitig begreifen, dass stolz- und schamerfülltes Zähnezusammenbeißen bis zur Roten Karte von der Bank nicht zielführend ist, vor allem nicht für Immunsystem und Schlafqualität. Doch so mancher von uns schämt sich sowieso schon genug für sein krankheitsbedingtes Erscheinungsbild und seine krankheitsbedingte Schwäche (völlig absurd, aber erschreckend wahr) – in der Lage noch dazu Geldsorgen zu gestehen, fühlt sich vor allem für Männer wie ein vorgezogener Offenbarungseid an. Wie der endgültige Verlust der eigenen Restwürde.

Ein ziemlich übles Gefühl für Kranke, die sowieso schon genug mit Übelheiten aller Art zu tun haben. Da wünscht man sich eigentlich nichts mehr, als möglichst wenig *müssen* zu müssen. Trotzdem bleibt uns *mal wieder* nur eins übrig: die Initiative ergreifen. Scham und Stolz wegpacken, das Thema offen ansprechen. Und um Unterstützung bitten.

Ist diese Hürde erst genommen, wird nicht alles, aber vieles schlagartig leichter. Sie werden staunen, wie viele Ihrer

Lieben geradezu erleichtert sind zu hören, dass sie von Ihnen einen Ansatzpunkt für Hilfe bekommen, wenn sie schon die Krankheit selbst nicht wegzaubern können. Nicht jeder dieser Hilfswilligen kann es sich leisten, Ihnen mit massiven Zuschüssen unter die Arme zu greifen. Und nicht jeder, der es sich leisten könnte, ist auch bereit dafür, das zu tun, weil sich in der Sparbrötchenfraktion immer noch nicht herumgesprochen hat, dass das letzte Hemd keine Taschen hat. Allerdings sind wir gerade eine lebende Mahnung, dass ohne Gesundheit alles nichts ist. Selbst berüchtigte Geizhälse begreifen das gelegentlich und ringen sich doch zur einen oder anderen Unterstützungsaktion durch.

Darüber hinaus hat unser Umfeld in diesem Bereich unendlich viele Möglichkeiten zur Auswahl:

- größere Finanzhilfen, geschenkt oder zinslos und für längere Zeit geliehen;
- Unterstützung bei der Beantragung und Durchsetzung von Zahlungsaufschüben oder temporären Beitragsfreistellungen;
- kleinere Geldspenden, einmalig oder öfter, diskret in ein dafür aufgestelltes Krebssparschwein gesteckt;
- Vermittlung von Freundschaftspreisen, Insiderrabatten, einmaligen Sonderangeboten für notleidende Freunde;
- Sachspenden von Obst und Gemüse aufwärts über Tankfüllungen und Behandlungsgutscheine bis hin zu dem gigantischen Angebot, das Hilfswillige inzwischen per Amazon, Lieferando & Co. ganz einfach per Mausklick anliefern lassen können;
- Dienstleistungsspenden à la »Meine Putzfrau kommt jetzt einmal die Woche zwei Stunden zu dir, bis du aus dem Gröbsten raus bist«, »Ich lasse Ihre Autoreparatur über

unsere Vertragswerkstatt laufen« oder »Unser Förderverein übernimmt fürs Erste die Hortkosten für Ihre Kinder«.

- Erholungsauszeiten in Wochenendhäusern und Ferienwohnungen aus dem Familien- und Freundeskreis (besonders gerne genommen von allen, die sich in der Situation solche Luxusausgaben wie Urlaub nicht mehr leisten können);
- bei extrem teuren, aber überlebenswichtigen Therapien: Spendenaktionen, veranstaltet für uns von Facebookprofis und Organisationscracks aus dem Freundes- und Bekanntenkreis.

Sie sehen: Es gibt wirklich überraschend vielseitige Hilfsmöglichkeiten für unsere Lieben. Die diese Möglichkeiten erfahrungsgemäß überraschend bereitwillig und überraschend großzügig nutzen. Aber dazu müssen sie natürlich erst wissen, dass Sie überhaupt Hilfe brauchen.

Siehe auch unter

→ Die Arbeit: Vom bedenkenlosen Ausstieg zum geglückten Wiedereinstieg, S. 46 ff.

→ Genuss-Mittel: Wann, wenn nicht jetzt?, S. 116 ff.

Genuss-Mittel: Wann, wenn nicht jetzt?

Zu den Genussmitteln zählt alles, was nicht wegen seines Nährwertes, sondern wegen seines guten Geschmacks oder seiner anregenden Wirkung konsumiert wird. In erster Linie sind das Schokolade, Tee, Kaffee, Gewürze, Zucker, in zweiter Linie Alkohol und Nikotin. Und in dritter Linie einfach alles Ess-, Trink-, Rauch- und sonst wie Einpfeifbare, was lecker ist und Genuss bereitet.

Ein ziemlich weites Feld also. Und zusätzlich ein Spannungsfeld, in dem selbst gesunde Zeitgenossen permanent hin- und hergerissen sind zwischen Lust auf Genuss und Furcht vor Gefahr. Diese ganzen Schadstoffe, der Horror! Wer weiß, was die im Körper alles anrichten!

Was soll da unsereins bloß sagen. Uns hat's erwischt, aus welchen Gründen auch immer. Nahrung und Genussmittel sind die üblichen Verdächtigen, was wir natürlich schon vorher wussten, aber jetzt ist es zu spät. Gewissensbisse machen unbeschwerten Genuss bis auf Weiteres zum Ding der Unmöglichkeit. Und das ausgerechnet in dieser höllischen Situation, in der wir ein paar Wohlgefühle dringend bräuchten, um dem Schock wenigstens ein bisschen was entgegensetzen zu können.

Doch stattdessen finden wir uns mitten auf dem Schlachtfeld wieder. Befürworter und Gegner diverser Krebsernährungsstrategien, egal ob echte oder selbst ernannte Experten, dreschen hemmungslos aufeinander ein. Natürlich einzig und allein zu unserem Besten, schließlich sind Essen & Trinken tagtäglich mehrfach angesagt, da ist »die richtige Ernährung wahnsinnig wichtig«. Und schon werden wir mit gut gemeinten Tipps und Ratschlägen beballert, was das Zeug hält: Nikotin, Kaffee, Zucker, Alkohol sind das volle No-Go, weil sowieso irre giftig und daher bei einer so fiesen Krankheit unbedingt zu vermeiden, um den Organismus nicht noch mehr zu belasten.

Wurstwaren, rotes Fleisch, roher Fisch, Gegrilltes, Pommes, Kartoffelchips, überhaupt sämtliche Fertiggerichte – bloß Hände weg! Noch nie was von Transfetten, Nitrosaminen, Benzol, Glycidamid, PAKs und dem ganzen anderen Teufelszeug gehört, das da drinsteckt?

Wie gut, dass es auch jede Menge leckere Nahrungsmittel gibt, die obendrein gut gegen Krebs sind: Himbeeren, Brokkoli, Kurkuma, Goji-Beeren, Knoblauch, grüner Tee, dunkle Schokolade, Soja ...

Was? Heeee, Moment mal! Wieso Soja? Sind da nicht krebsfördernde Isoflavone drin? Ist dunkle Schokolade nicht mit Cadmium verseucht? Und grüner Tee, da ist doch selbst Bioware mit Pyrrolizidinalkaloiden und Anthrachinon belastet!

Aufmarsch der Ernährungsapostel

Wer nach Schadstoffen in Nahrungsmitteln sucht, der findet. Und zwar so überreichlich, dass immer mehr Menschen angesichts der ganzen Studien, Berichte und topaktuellen wissenschaftlichen Erkenntnisse mit wachsender Panik ihre Essgewohnheiten sezieren. Und sich dabei womöglich mit *Orthorexia nervosa* anstecken. Das ist eine neuartige Zivilisationskrankheit. Ihr Hauptsymptom besteht in der zwanghaften Beschäftigung mit gesunder Nahrung.

Na super. Wir sind schon krank, da brauchen wir nicht noch zusätzlich eine krankhafte Essstörung. Kann schon sein, dass es für den Halter eines menschlichen Organismus von vitaler Bedeutung ist, sich eine Meinung zu allen Fragen moderner Ernährung zu bilden – von Laktose- und Glutengefahren über Konservierungs-, Farb- und Aromastoffe bis zu Wohl und Wehe von Ovo-Lacto-Vegetarismus, Paläodiät und Frutariertum. Doch um zu einer abschließenden Meinung zu gelangen, braucht es eine Menge Zeit und Nerven. Vor allem Nerven, weil die Informationslage so verwirrend und beängstigend ist. Und damit – let's face it – in unserer Situation ein höheres Risiko als Klebeeiweiße, Cadmium und Konservierungsstoffe zusammen. Denn wer sich nicht schon vorher ernsthaft mit der großen Ernährungsfrage beschäftigt und daraus persönliche Leitlinien destilliert hat, der ist komplett überfordert, wenn er sie aus heiterem Himmel blitzschnell aufstellen und blitzkonsequent umsetzen soll. Oder will: Es gehört zu den klassischen Folgen jeder Drecksdiagnose, umgehend die eigene Ernährung auf den Prüfstand zu stellen. Um sodann nächtelang schweißgebadet aus Albträumen hochzuschrecken, in denen alle Pommes, Pizzas, Cheeseburger, Schokoladentafeln, Weizenbrötchen und Grillwürstchen unseres bisherigen Lebens auf uns hinunterprasseln und uns lebendig begraben.

Klar haben die meisten von uns ein schlechtes Gewissen; wer kann schon von sich behaupten, sich stets vorbildlich zu ernähren. Und klar wollen wir unseren Körper jetzt nicht auch noch mit Schadstoffen egal welcher Art belasten, er hat's schließlich gerade schwer genug.

Der Haken an dem hochlöblichen Vorsatz: Bei den »Schadstoffen« handelt es sich häufig ausgerechnet um Substanzen irgendwo zwischen Alkohol und Zucker, die Wohlgefühl und Genuss ins harte Leben bringen.

Im Zweifelsfalle lieber lecker

Das eh schon harte Leben wird für uns mit der Bekanntgabe der Diagnose eine ganze Ecke härter. Entsprechend kostbar ist jede noch verbleibende Gelegenheit für Wohlgefühle und Genüsse. Je mehr bange Ernährungsfragen, desto weniger verbleibende Gelegenheiten. Wenn die Erkenntnislage wenigstens so eindeutig wäre, dass wir Steaks und Pralinen leichten Herzens durch Kurkuma und Rosenkohl ersetzen, weil wir damit den Krebs nachweislich kleinkriegen können ... Aber so eindeutig ist die Lage nicht. Noch nicht mal die erforderlichen Mengen stehen zweifelsfrei fest, geschweige denn Neben- und Wechselwirkungen.

Eine höchst undurchsichtige Gemengelage also. Aus der wir uns aber Gott sei Dank mithilfe eines höchst einfachen Prinzips heraushangeln können: Alles, was uns schmeckt und guttut, ist gut für uns. Wenn es sich dabei um allgemein als gesund geltende, also vitamin-, ballaststoff- oder mineralienreiche Nahrungsmittel handelt, umso besser. So ein Brokkoli-Quinoa-Auflauf mit einem Glas frisch gepressten Sellerie-Orangen-Apfelsaft mit einem Spritzer Leinöl ist leckerer, als man denkt.

Aber kein Muss für alle Tage. Denn auch Zeugs, das nicht allgemein als gesund gilt, kann uns so richtig guttun. In unserer Lage zählt einzig und allein der Wohlfühlfaktor. Zumal bei Behandlungen, die uns eh auf den Magen schlagen und unsere Esslust auf wenige Speisen reduzieren. Wenn wir trotzdem noch oder womöglich ausschließlich Appetit auf Tiefkühlpizza haben, auf Thunfischsushi, Chicken McNuggets, M&Ms oder chinesische Instantnudeln – dann ist das voll okay.

Vielleicht nicht für unser gesamtes weiteres Leben und in rauen Mengen, aber im Augenblick garantiert. Schon allein deshalb, weil jeder Genussverzicht Kraft kostet, die wir gerade für andere Dinge brauchen. Jeder Genuss hingegen ist automatisch ein kleiner Energiespender.

Das gilt sogar für Alkohol und Nikotin. Einerseits sind das natürlich Gifte, vor allem bei Lungen- und Leberkrebs. Da noch flaschen- oder schachtelweise seiner Lust beziehungsweise Sucht zu frönen, ist von Übel. Andererseits ist für viele Onkologen die Faktenlage klar: Ein radikaler Entzug während einer rabiaten Behandlung ist überflüssiger Stress. Überflüssig, weil die bösen Zellen darauf keineswegs mit sofortiger Kapitulation reagieren, Körper und Gemüt jedoch mit Entzugserscheinungen. Vom Verlust dieser üblen, aber für viele Leute ganz wesentlichen Genussmöglichkeit mal ganz zu schweigen. Weniger Genuss wiederum bedeutet weniger Lebensqualität bedeutet weniger Widerstandskraft bedeutet potenziell mehr Probleme.

Dann schon lieber weiterhin in Maßen, aber ohne genusskillende Gewissenbisse Verdauungszigaretten und Entspannungsdrinks genießen. Falls das dem Körper zu viel wird, bremst er uns sowieso aus: Dann schmeckt das Zeug einfach nicht mehr. Realistisch denkende Onkologen wissen das alles. Und reagieren daher überraschend milde auf »Rauschmittelkonsum« ihrer Patienten. Insbesondere, wenn es sich um Rückfallpatienten und finstere Prognosen handelt. Dass die sich ihr restliches Leben mit allen zur Verfügung stehenden Mitteln verschönern, ist vollkommen in Ordnung. Den ärztlichen Zeigefinger zu erheben und »Das ist aber gesundheitsschädlich!« zu rufen, wäre in solchen Situationen schließlich schreiend komisch.

Cannabis? #MeToo!

Bleibt ein Genussmittel, das in der Öffentlichkeit als ähnlich böse gilt wie Alkohol und Zigaretten, aber für uns der reinste Segen ist: Cannabis.

Cannabis (Hanf, Haschisch, Marihuana, vulgo: Gras, *Dope*, *Pot*, *Weed*, *Smoke*) wirkt nachgewiesenermaßen entspannend, beruhigend, schmerzlindernd, übelkeitsmindernd und appetitanregend. Es gibt sogar Indizien dafür, dass Cannabis in Zukunft erfolgreich gegen Krebszellen eingesetzt werden könnte.

Und selbst wenn nicht – allein schon wegen all der anderen segensreichen Folgen müsste die Ärzteschaft Cannabis für unsereins eigentlich routinemäßig verschreiben. Es ist effizienter als fünf Anti-Nebenwirkungs-Medikamente zusammen, es ist preiswert in der Herstellung und hat im Vergleich zu einschlägigen pharmazeutischen Produkten kaum nennenswerte Nebenwirkungen.

Da ist es echt nicht zu fassen, dass es für uns immer noch unglaublich schwierig ist, an das Zeug ranzukommen. Weil, kann bei labilen Heranwachsenden Psychosen auslösen – eine

Risikogruppe, der die meisten von uns zwar schon lange entwachsen sind, aber Vorsicht ist die Mutter der Porzellankiste! Außerdem ist das Zeug eine Drooooge, womöglich eine Einstiegsdroge. Am Ende werden wir Krebse alle noch kokainsüchtige Beschaffungskriminelle und müssen auf Staatskosten auf Entzug, wo kommen wir denn da hin?

Und wo wir gerade so schön kritisch drauf sind: Wo käme denn die pharmazeutische Industrie hin, wenn sie preiswerte, nebenwirkungsarme Konkurrenz für ihre einschlägig verschriebenen Pillen und Tröpfchen bekäme? Das würde den armen Aktionären aber gar nicht gefallen!

Okay, das ist jetzt polemisch. Und Polemik ist kontraproduktiv, ich weiß. Aber auch ein hervorragendes Überdruckventil, wenn VeteranInnen wie mir die ganze Heuchelei um diese »Droge« (ooops, schon wieder Polemik) mal wieder den Kragen zum Platzen bringt.

Genau das passiert vielen Leuten, die aus eigener Erfahrung wissen, wie hervorragend Cannabis gegen Angst, Schmerzen und Übelkeit hilft. Inzwischen haben so viele Betroffene die Nase so voll von der verlogenen »Besorgnis um unser Wohl«, dass sie es geschafft haben, Dope zum Thema parlamentarischer Debatten zu machen. Erfolgreich: Seit 2017 ist die Verschreibung gesetzlich möglich.

Ein Anfang, immerhin. Aber einer, den die Kassen offenbar am liebsten gleich wieder rückgängig machen würden. Denn die Verschreibung ist zwar »möglich« – aber immer noch nicht der Normalfall. Denn zunächst muss mit deutscher Gründlichkeit geprüft werden, ob so ein Krebskranker diese Behandlung überhaupt »verdient« und sich nicht vielleicht einfach auf Staatskosten die Birne zudröhnen will. Selbst wenn alle Voraussetzungen für die Verschreibung gegeben sind, zeigen sich die Krankenkassen bisher mehrheitlich unbeeindruckt. Geschätzte 50 Prozent aller Anträge auf Kostenübernahme werden abgelehnt: »Für den dauer- und regelhaften Leistungsanspruch in der gesetzlichen Krankenversicherung fehlt der Nachweis der Wirksamkeit«, teilte ein Sprecher des Spitzenverbands der gesetzlichen Krankenversicherung der Wochenzeitung *Die Zeit* im März 2017 mit.

Echt jetzt? Geht's noch? Hat es denn wirklich keinen einzigen von euch Bedenkenträgern und Kostenprüfern schon mal selbst erwischt? Und wenn doch – hat wirklich keiner von euch Cannabis ausprobiert? Habt ihr wirklich alle so viel Schiss vor dieser »Droge«, oder tut ihr nur so? Hat keiner von euch mal mit einem Onkologen geredet und ihn »ganz im Vertrauen« um seine Einschätzung gebeten?

Ich habe das getan. Und daraufhin während des gesamten Parcours inklusive Chemo und Strahlen Cannabis genossen. Jawohl, genossen. Jeden Abend vor dem Schlafengehen einen leckeren Mürbekeks, wie Ausstechplätzchen zu Weihnachten, nur mit Dope drin. Und zwar mit dem Segen meines Onkologen, einem überaus renommierten und seriösen Mediziner: »Machen Sie nur, dagegen ist rein gar nichts einzuwenden.«

Wie schön. Genau dasselbe hatte mir ein befreundeter Arzt auch schon gesagt. Und der musste es wissen, immerhin hatte er sich seine Krebsbehandlung mithilfe fetter Joints um einiges erträglicher gestaltet.

Doch offenbar fürchten ausgerechnet die Herrschaften in Weiß um ihren guten Ruf und behalten deshalb einschlägige Erfahrungen lieber für sich. Zur großen Freude der Krankenkassen, die immer noch behaupten können, nicht genug glaubwürdige Erfahrungsberichte aus erster Hand zum Thema zur Verfügung zu haben.

Leider bin ich keine Ärztin. Aber immerhin weder drogen-
abhängig noch sonst wie verhaltensauffällig oder unseriös
oder bluna, sondern eine brave Bürgerin, die sich hiermit
outet: Ja, ich habe Cannabis genommen, um die Nebenwirkungen der Krebsbehandlung besser wegstecken zu können.
Nein, Beschaffungskriminalität war nicht im Spiel und auch
nicht nötig, schließlich gibt es in jedem Bekanntenkreis Kif-
fer, die einem das Zeug unter diesen Umständen bereitwillig
beschaffen. Nein, ich bin weder abhängig geworden, noch
habe ich mir eine Psychose zugezogen, obwohl ich stinknor-
males Straßendope verwendet habe (und auch nicht mit der
Apothekerwaage dosiert, sondern Pi mal Daumen). Ja, der
abendliche Cannabiskeks hat super gewirkt. Ich habe während der ganzen Behandlung überraschend gut geschlafen.
Ich war sogar so entspannt, wie man es bei einer ausgewiesenen Angstneurotikerin wie mir in der Lage nie für möglich
gehalten hätte. Ich hatte weniger Schmerzen, als zu vermuten
gewesen wäre. Ich habe – halleluja! – kein einziges Mal über
der Kloschüssel gehangen.

Und sollte es mich noch mal erwischen, wüsste ich sofort,
was ich zu tun habe.

Siehe auch unter

→ Sex: Alles kann, nichts muss, S. 201 ff.
→ Krank feiern oder: Hurra, wir leben noch!, S. 138 ff.

Hinterm Haarausfall geht's weiter

Das Wort allein ist ein Albtraum. Da nimmt es nicht wunder, dass Haarausfall in Kombi mit Krebs und Chemo im kollektiven Bewusstsein als der Horror schlechthin abgespeichert ist. Und das, obwohl längst nicht jede Chemo diese gefürchtete Nebenwirkung hat.

Den Männern fällt es in der Regel nicht ganz so schwer, sich mit einer temporären Platte abzufinden, wahrscheinlich weil die bei vielen sowieso früher oder später angesagt ist. Auch manche Frauen arrangieren sich vergleichsweise problemlos mit Mützen, Tüchern, Perücke oder sogar Glatze. Für viele jedoch ist diese Aussicht genauso schlimm wie die Diagnose. Eine Dreckskrankheit im Körper – und als Dreingabe auch noch Haarausfall. Adieu Kopfschmuck, adieu Tarnvorhang. Ausgerechnet in dieser Lebensphase sind wir neugierigen Blicken schutzlos ausgesetzt.

Da gibt's für unsereins nur eins: rechtzeitig Vorsorge treffen. Ein möglichst kurzer Kurzhaarschnitt schon vor Behandlungsbeginn fällt unter Umständen schwer, macht aber den Übergang leichter. Mützen, Tücher und dergleichen sind schnell gekauft oder geliehen.

Ungleich heikler ist ausgerechnet der Kauf des Teils, das beste Lösung zu sein verspricht: eine Perücke. Denn in

»Zweithaarstudios« hat sich genau wie unter Heilpraktikern offenbar herumgesprochen, dass sich mit uns je nach Verzweiflungsgrad ziemlich viel Kohle machen lässt.

Mir persönlich war das auch durchaus klar. Trotzdem wäre ich um ein Haar (kleiner Scherz) einer skrupellosen Abzocke zum Opfer gefallen. Der Fachverkäufer des Etablissements, der an meinem »Schaf-vor-Schlachtbank-Blick« sofort erkannte, mit was für einer Art Kundin er es zu tun hatte, setzte sein fürsorglichstes Lächeln auf und machte sich an die Präsentation handelsüblicher Perückenmodelle. Er begann mit einer für mich offensichtlich völlig unpassenden, rot gelockten, grauseligen Kunsthaarperücke (»Kunsthaar fällt nicht richtig, das sieht man sofort«) und arbeitete sich über sinkende Unerträglichkeitsstufen zu den Echthaarperücken vor. Teuer, sehr teuer, irrsinnig teuer. Ich hätte 2007 beinahe 600 Euro hingeblättert – und das nur für »Asiahaar«. Europäisches Haar ist wesentlich teurer, da ging's damals schon rauf auf circa 1600 Euro.

Die Echthaar-Abzocke

»Die lassen Sie dann von Ihrem Friseur so schneiden wie Ihre Frisur, und niemand kriegt was von dem Haarausfall mit!«, jubelte der Fachverkäufer. Und erwähnte nur gaaaaanz nebenbei, dass eine einmal in Form geschnittene Perücke leider, leider nicht mehr umgetauscht werden kann, auch wenn sie schlecht sitzt oder sonstige Mängel hat. Dass Echthaarperücken dreimal wöchentlich gewaschen werden müssen, natürlich durch mein freundliches Zweithaarstudio. Und dass ich während der Dauer der Wäsche natürlich eine zweite

Echthaarperücke benötige, um nicht tageweise »ohne« dazustehen.

Klasse Geschäftsmodell. Gott sei Dank habe ich es dann gerade noch rechtzeitig durchschaut. Und mir in Begleitung zweier Freundinnen bei einem von meiner Onkologie empfohlenen Perückenladen kurz entschlossen zum günstigen Kassentarif eine kupferfarbene Kunsthaarperücke besorgt, die zwar mit meiner alten Frisur nichts zu tun hatte, aber trotzdem okay aussah. Und von mir selbst gewaschen werden konnte. Also alles super. Nur beim Kochen und Backen musste ich darauf achten, dass mir die Plastikhaare nicht zusammenschmelzen.

Mein Fazit: Weg mit dem Traum, während der Chemo seine Identität, sein altes Gesicht bewahren zu wollen. Das klappt sowieso nicht und führt nur zu Frust. Dann lieber von dem ganzen gesparten Geld nach Ende der Behandlung zwei Wochen in die DomRep fliegen, davon hat man garantiert mehr.

Siehe auch unter

→ *Tagesform: Aprilhaft mit Sturmböen, S.* 212 *ff.*
→ *Nachtschattengefühle: Scham, Selbstmitleid, Selbstvorwürfe, S.* 165 *ff.*

Vorsicht, Hobbypsychologen im Anmarsch!

Kontinuierlich und ausnahmsweise einmütig wie im Kirchenchor verkünden Schulmediziner die frohe Botschaft, dass es die sogenannte »Krebspersönlichkeit« nicht gibt. Hang zu Schwermut, Introvertiertheit, Hemmungen oder seelische Probleme als Krankheitsursache? Alles Quatsch. Eine vollkommen veraltete Vorstellung, für die es keinerlei wissenschaftlichen Nachweis gibt.

Doch von fehlenden Beweisen hat sich bekanntlich noch nie jemand davon abhalten lassen, weiterhin fröhlich Schwachsinn zu verbreiten.

Zu dieser unbeirrbaren Truppe gehören auch die Hobbypsychologen, beseelte Missionare im Dienste der Aufklärung über all die seelischen Krankheitsaspekte, die die bornierte Schulmedizin uns verschweigt. Sie haben wahlweise oder in Kombination ein bisschen Psychologie studiert / mindestens eine Therapie oder Analyse hinter sich / eine Neigung zur Esoterik / *Krankheit als Weg, Krankheit als Sprache der Seele* und diverse andere einschlägige Bücher verschlungen / ein Abo für *Psychologie heute* – und sie wollen uns unbedingt helfen.

Kaum hören sie von der Diagnose, eilen sie herbei, mit dieser mitfühlenden »Krebs?-Oje-ich-hab's-gewusst-das-musste-ja-so-kommen-bei-deinen-Problemen«-Miene. Und dann erklären sie uns behutsam, dass Krebs immer im Kopf anfängt. Wir haben zu viele Probleme verdrängt (echt, ganz bestimmt), aber das ist ganz schlecht, denn die Probleme kapseln sich dann ab und kommen als körperliche Krankheit zurück. Und dann unsere traumatische Kindheit, die haben wir doch nie richtig aufgearbeitet, oder? Ach ja, und der ganze Stress, den wir uns machen, der ist halt echt ungesund! Und außerdem: Wissen wir denn nicht, dass Krankheitsbilder immer unerlöste Seelenteile spiegeln? Dabei ist das so was von eindeutig! Wer sich zu viel aufgeladen hat, bekommt es mit der Bandscheibe, wer nicht genug inneren Abstand hat, dem gehen Dinge »an die Nieren«, das weiß sogar der Volksmund. Und wer zu viel in sich hineinfrisst, der bekommt irgendwann Magenkrebs.

Ja, so ist das.

Rettung durch das Universum

Doch Rettung ist nah, ganz ohne schulmedizinischen Pharmahorror. Wir müssen uns nur unseren Problemen stellen, anstatt sie weiter zu verdrängen. Unsere familiäre Vergangenheit aufarbeiten, dem ganzen Stress ein Ende setzen, uns mehr Gutes tun, Ängste abbauen, innere Stärke entwickeln. Und, ganz wichtig: einen Genesungswunsch ans Universum schicken.

Kann schon sein, dass das Universum Wünsche erfüllt, wenn sie nur ernsthaft genug geäußert werden. Seit Rhonda Byrnes' *Geheimnis* gibt es ja erstaunlich viele Leute, die das für einen brauchbaren Problemlösungsansatz halten. Also habe ich das natürlich auch versucht, logo. Zusätzlich habe ich mich intensiv dazu befragt, was diese Krankheit mir sagen, was sie anmahnen, wovor sie mich warnen will. Pflichtschuldigst erforschte ich meine früheste Kindheit, mein Verhältnis zu sämtlichen Familienmitgliedern, potenziell traumatische Pubertätsprobleme. Ich identifizierte und analysierte Stressfaktoren im Job (Konkurrenz! Kunden! Chefs! Kollegen! Überstunden! Hungerlohn!) sowie im Privatleben (Beziehung! Geldsorgen! Zwänge! Figur! Wetter!) und fasste wild entschlossen zahlreiche gute Vorsätze. Schluss mit dem Stress, her mit der Gelassenheit, ab jetzt wird gelebt, als sei jeder Tag der letzte, alles wird gut, genau wie meine Hobbypsychologenfreunde es sagen. Ich muss es nur wollen.

Und genau das ist das Problem.

Gott sei Dank wurde mir das klar, bevor ich ernsthaft in Versuchung geriet, die schulmedizinische Behandlung zu knicken, ausschließlich an meiner Seele zu arbeiten und mein weiteres Schicksal vertrauensvoll in die Hände des Universums zu legen.

Einerseits kann ich mir durchaus vorstellen, dass dieser Ansatz bei stabilen, optimistischen, ohnehin spirituell ausgerichteten Persönlichkeiten funktioniert. Doch, doch, ehrlich.

»Du musst es nur wollen!«

Andererseits kannte ich mich gut genug, um zu wissen, dass ich als leidenschaftliche Skeptikerin diesem Persönlichkeitsprofil nicht im Geringsten entspreche. Daher dämmerte mir ziemlich schnell, dass der Lichtstreif am Horizont, den die Hobbypsychologen immer so schön ausmalen, übergangslos tiefster Finsternis und Verzweiflung Platz machen kann. »Du musst nur wieder gesund werden wollen« – aber was ist, wenn ich es nicht schaffe, intensiv genug zu wollen? Wenn mein Wunsch ans Universum zu schwach ist und nicht ankommt? Wenn ich meine vergangenen und aktuellen Problemzonen zwar brav identifiziert und analysiert habe, sie aber nicht so einfach abstellen kann, weil das unter den gegebenen Umständen nun mal schlicht nicht geht?

Tja, dann werden *Mind makes Reality* und »Du musst es nur wollen« ganz schnell zum Damoklesschwert. Und wir sind dran schuld. Unser Körper hat uns eine massive Mahnung zukommen lassen, die dringende Aufforderung, unsere Probleme in den Griff zu bekommen. Also hätten wir uns ändern, inneren Frieden finden und unsere allseitige Heilung befördern können, genau wie es in Dutzenden einschlägiger Selbsthilferatgeber doch nun wirklich supersimpel erklärt wird – aber wir haben's vergeigt.

Anstatt uns seelisch zu läutern und im Alltag von Stress auf Zen umzuschalten, sind wir einfach nicht aus dem Quark gekommen.

O Gott.

Dafür kriegen wir doch bestimmt irgendwann die Quittung, Krebs fängt doch im Kopf an, das sagen sie alle. Und wenn *Mind makes Reality* stimmt, dann doch bestimmt in beide Richtungen: Es kann der Anfang vom Neuanfang sein, aber womöglich auch der Anfang vom Ende.

Vom Trost zum Trauma

Und ehe man sich's versieht, werden die fürsorglichen Ausführungen der Hobbypsychologen vom Trost zum Trauma. Also sollten wir diese Leute stoppen, bevor sie in Fahrt kommen. Die simpelste Methode: alles auf die Gene schieben. Oder auf Hormone im Trinkwasser, Glyphosat in Nahrungsmitteln, Feinstaub in der Luft, Aluminiumsalze im Deo, PCB im Plastik. Solche Erklärungen sind zwar womöglich gelogen, und die Situation an sich machen sie natürlich auch nicht besser. Aber sie ersparen uns immerhin wilde Spekulationen über die Gesamtheit unserer seelischen Verwerfungen vom Embryonalstadium bis zur Gegenwart. Und sie ersparen uns den irrwitzigen Druck, den die »Du-musst-es-nur-wollen«-Theorie zwangsläufig mit sich bringt.

Und die Moral von der Geschicht: Sogar für die Hobbypsychologen unter uns ist es wahrscheinlich das Klügste, die böse K-Krankheit ganz mechanistisch als Defekt im Körper zu sehen. Der kann wahrscheinlich / hoffentlich / erst mal behoben werden, auch ohne Bauchnabelarchäologie und Seelensezierung. Möglicherweise ist am Ende zwar nicht alles wieder so gut, wie wir es uns erhofft hatten. Aber immerhin ersparen wir uns so massive Selbstvorwürfe, die auch nicht gerade genesungsförderlich sind.

Siehe auch unter

→ Ratschläge: Ernährung, Esoterik und andere Missionsgebiete,
  S. 191 ff.
→ Verdrängung, ja bitte!, S. 219 ff.

Wie sag ich's meinem Kind?

Diagnose, Behandlung und Nachwirkungsblues sind schon für Erwachsene ohne Nachwuchs eine große Herausforderung – aber für Eltern ist diese Herausforderung noch um einiges heftiger. Denn mit einem Kind, mit jedem Kind, wächst die Angst. Um einen selbst und um die Kinder. Je kleiner sie sind, je finsterer die Diagnose, desto schlimmer die Seelenlage. Die Vorstellung, das eigene Kind könnte in der Folge der Ereignisse seelischen Schaden nehmen, womöglich sogar Mutter oder Vater verlieren, ist der reinste Horror, selbst wenn die Diagnose eher lichtgrau als grauschwarz ist.

Mit fatalen Folgen. Denn Kinder sind zwar Kinder, aber in der Regel nicht auf den Kopf gefallen. Sie bekommen früh mit, dass so ein Krebs etwas ganz Schlimmes ist. Die Erwachsenen reden – über den Opa im Krankenhaus, über die Kollegin mit der Perücke, über den Nachbarn, der immer so wahnsinnig viel geraucht hat und jetzt tot ist –, und die Kinder hören zu. Besonders wenn sie merken, dass das Gespräch nicht für ihre Ohren bestimmt ist. Wenn es dann plötzlich ein Elternteil erwischt, bekommen sie ganz gewaltige Angst. Angst davor, Mama oder Papa zu verlieren, klar. Aber auch Angst, dass sie schuld sein könnten am bösen K. Weil sie frech waren, unartig, patzig oder sonst welche Kindersünden begangen haben könnten, die ihnen jetzt alle siedend heiß wieder einfallen. Und früher oder später bekommen sie wahrscheinlich auch Angst davor, selbst einen Krebs zu bekommen.

Für eine Kinderpsyche ist so viel Angst kaum zu verkraften. Wobei diese Feststellung nicht nur für die Kleinen gilt, sondern auch für Vollpubertierende, die so auftreten, als seien sie bereits Vollerwachsene mit eingebauter Megacoolness.

Obendrein müssen Kids jeden Alters sich mit zwei Phänomenen rumschlagen, die auch dem kranken Elternteil mäßig bis enorm zu schaffen machen: Erstens ist da diese desaströse Mischung aus Mitleid und Fluchtreflex, mit der Nicht-Krebse auf Neukrebse reagieren. Die überträgt sich dummerweise von Generation zu Generation – was dazu führt, dass garantiert auch ein paar Kindergartenfreunde oder Klassenkameraden sich komisch verhalten oder gleich ganz verdrücken. Aus reiner Hilflosigkeit, klar, und weil sie von ihren Eltern nichts anderes gelernt haben. Für die Kinder von Krebsneulingen ist das trotzdem genauso schlimm wie für kranke Erwachsene.

Zweitens können Kinder genau wie der erkrankte Elternteil voll vom Nachwirkungsblues erwischt werden. Während der Behandlungszeit reißen sie sich zusammen, schieben die Panik beiseite, geben ihr Bestes und helfen, so gut sie können – aber danach sind die Batterien leer, und bisher nach Kräften verdrängte Verlustängste fangen wie wild an zu sprudeln. Das ist erkennbar an schulischen Problemen, Klammerverhalten, depressiven Schüben und sonstigen, manchmal nur von Experten entschlüsselbaren Notsignalen.

Kein Wunder, dass Eltern, die doch eigentlich schon mehr als genug damit zu tun haben, Diagnose und Behandlung und ihre ureigene Verzweiflung zu verkraften, gleichzeitig ihre

Kinder mit vollem Herzen vor dieser ganzen Tragödiendynamik schützen wollen.

Dieses Ziel ist großartig. Fürsorglich. Liebe-voll. Aber, jetzt mal ganz ehrlich: Für manchen von uns ist es umständehalber allein viel schwieriger zu erreichen als mit fachkompetenter Hilfe. Und davon gibt es mehr als genug, sogar ganz ohne Termin auf der Therapeutencouch. Guter Rat ist nicht weiter als ein paar Mausklicks entfernt. Suchsätze wie »Mit Kindern über Krebs reden«, »Krebskrank – Wie sagt man es Kindern«, »Mama / Papa hat Krebs«, »Kindern Krebs erklären« fördern jede Menge Ergebnisse zutage. Auf dieses Thema spezialisierte Institutionen, Experten und Foren haben ganze Broschüren ins Netz gestellt, die allesamt leicht verständlich und sich ausnahmsweise inhaltlich allesamt einig sind. Keine Frage, hier zeigt sich Dr. Google wirklich mal von seiner besten Seite. Anders als bei seinen zum Haareraufen disparaten Auskünften zu Schulmedizin, Alternativmedizin & Co. liefert er hier innerhalb maximal einer Stunde Recherche glasklare, simpel umzusetzende Ratschläge.

Die wiederum lassen sich auf drei Leitlinien verkürzen:
- **Ehrlich sagen, was los ist.** Kinder merken sofort, dass etwas nicht stimmt, wenn ihre Eltern versuchen, ihnen gegenüber Sachen zu verharmlosen oder zu verbergen. Also versuchen Sie das bitte gar nicht erst. Erklären Sie ihnen, was los ist. Nicht sofort, wenn Sie selbst noch schockstarr sind – aber möglichst schnell. Jede Stunde fühlt sich für Kids an wie eine Ewigkeit, wenn sie sich fragen, warum die Mama oder der Papa auf einmal so traurig und so anders ist als sonst. Sie ersparen Ihren Kindern damit jede Menge Horrorvorstellungen, auf die sie kommen würden, wenn sie sich selbst auf die Suche nach einer Erklärung machten.

- **Kinder brauchen Rituale und Regelmäßigkeit.** Also sollten Sie an Ihrem Alltagsleben möglichst wenig ändern – trotz des schockbedingten Drangs, von jetzt auf gleich Ernährung, Beziehung, Job etc. komplett auf den Kopf zu stellen.
- **Holen Sie von Anfang an HelferInnen ins Boot.** Und zwar nicht nur Verwandte und Freunde, sondern je nach Situation auch die betreuenden Erzieher und Lehrer / die Eltern der besten Freunde Ihrer Kinder / Schulpsychologen / MitarbeiterInnen und Ehrenamtliche einschlägig tätiger lokaler und regionaler Initiativen (Sie werden überrascht sein, wie viele es davon gibt). Und natürlich auch Kinderpsychologen. Die haben eine Menge Rat und Hilfsmaßnahmen parat, die von den Krankenkassen bereitwillig abgenickt werden. Besonders sinnvoll: Aktivitäten mit anderen Kindern, die gerade dasselbe mitmachen. Da fühlen die Kleinen oder schon ziemlich Großen sich gleich weniger allein im Umgang mit der Angst.

Als meine Mutter zum ersten Mal krank wurde, war ich kein Kind mehr. Deshalb hat Emma (heute 25) hier das letzte Wort. Sie war erst vier Jahre alt, als ihre Mutter (heute 63) zum ersten Mal erkrankte, und 13, als es sie zum dritten Mal erwischte. Also ist sie hier die Expertin, nicht ich.

Emmas Top Drei für Krebseltern:

- Offen und ehrlich (und angepasst an Situation der Erkrankung und Alter der Kinder) mit den Kindern umgehen. Sie verkraften mehr, als ihr Eltern denkt!
- Zeigt den Kindern die Umgebung, wo der kranke Elternteil

während der Behandlung sein muss. Besonders wichtig: Gemeinsame Besuche im Krankenhaus und in der Reha.

- Bewahrt euch euren Humor!

Und hier Emmas Top Drei für Kinder von Krebseltern:

- Behaltet euer Kindsein bei und werdet nicht zu kleinen Erwachsenen!
- Auch wenn ihr manchmal »böse« zum kranken Elternteil seid – ihr seid nicht schuld an der Krankheit!
- Obwohl ein Elternteil krank ist, dürft ihr trotzdem noch fröhlich und gut drauf sein! Es hilft sogar sehr, das alles zu bewältigen.

Siehe auch unter

→ Achtung, fertig! anstatt los: der Nachwirkungsblues, S. 170 ff.

→ Alles Psychokacke, oder was?, S. 185 ff.

137

Krank feiern oder:
Hurra, wir leben noch!

Nach der Diagnose geht's den meisten von uns in puncto Feiern so wie mit dem Essen – der Appetit darauf ist uns gehörig vergangen. Unter Umständen kann sich die Unlust zur richtiggehenden Phobie vor Festen auswachsen, vor allem bei den hochoffiziellen Anlässen. Geburtstag, Weihnachten, Silvester und ähnlich bedeutungsschwangere Tage machen einem die aktuell schwierige Lage schmerzhaft bewusst, bohrende Fragen à la »Was, wenn das jetzt das letzte Mal ist?« lassen Tränen fließen und führen zu inneren Zerreißproben zwischen Liebe, Verzweiflung und neiderfüllten Aversionen gegen alle, die fröhlich feiern, ohne permanent den Sensenmann aus der Ferne winken zu sehen.

Dabei ist es gerade der Sensenmann, der uns den mit Abstand allerbesten Feiergrund liefert: Hurra, wir leben noch! Jedes Fest ist ein Beleg für den erfolgreichen Widerstand gegen böse Zellen, Betroffenheitsbekundungen und beschissene Prognosen. Anlässe gibt es täglich. Jeder überstandene Behandlungszyklus sollte sowieso immer mit einem kleinen Festritual zelebriert werden. Sodann jede medizinische Entwarnung, jede zufriedenstellende Leukozytenzahl, jeder nachgewachsene Millimeter Haar, jede Speise, die auf einmal wieder schmeckt, der erste Schnee, die ersten Kastanienkerzen, der erste Spargel, der Erste des neuen Monats, jedes Wiedersehen mit lieben Freunden, jeder gute Sex, jede durchgeschlafene Nacht. Und selbstverständlich auch jedes Weihnachten, jedes Silvester, jede Familienfeier, jeder Geburtstag und alle anderen Feier-Tage, die uns noch vergönnt sind (und das sind wahrscheinlich wesentlich mehr, als wir zu hoffen gewagt hätten).

Wer keine Lust auf größere Feste hat, auf dumme Fragen, betroffene Blicke und grottigen Smalltalk, der hat selbstverständlich alles Recht der Welt, nur kurz oder gleich gar nicht zu kommen. Auch wenn's um den Achtzigsten von Opa Herbert oder das traditionelle Großfamilienweihnachten geht. Selbst Absagen in letzter Minute oder Rückzug nach der halben Vorspeise sind für alle anderen nur zu verständlich (und wenn nicht, dann ist das nicht unser Problem. Echt nicht).

Wie gut, dass Feiern auch im kleinen Kreis möglich ist. Oder auch ganz intim, nach dem Motto »Nur mein Piccolo und ich«. Brauchen tut man dafür auch nicht viel, gegebenenfalls tun es auch Zwieback und Kamillentee. Hauptsache, alle Anwesenden sind sich einig darin, jetzt mal sämtliche Sorgen und ungelegten Eier wegzuschieben und fürs nächste Stündchen (oder gerne auch länger) einfach nur die Gegenwart Gegenwart sein zu lassen. So bekommen auch mal die guten Gefühle eine Wachstumschance – und in der Regel nutzen sie die Gunst der Stunde und sprießen.

Siehe auch unter

Krankenhausbesuche verkraften:
Ein Crashkurs

In Krankenhäusern sind wir schon während der Untersuchungen für die endgültige Diagnose häufiger zu Gast als mit dem persönlichen Erträglichkeitslevel vereinbar. Mit anderen Leidensgenossen hocken wir in diesen schlecht durchlüfteten Wartezonen, über die ein Fotograf mit einem Blick für Realsatire mal einen Bildband veröffentlichen sollte. Oder vielleicht lieber nicht. Zu deprimierend. Zur Stimulierung der Selbstheilungskräfte tragen diese Räumlichkeiten jedenfalls nicht bei.

Aber es hilft ja nichts. Selbst erbitterte Gegner der Schulmedizin kommen um einen Aufenthalt im Krankenhaus in den seltensten Fällen herum.

Der sollte eigentlich ein Lichtblick sein, ein Hoffnungsfunke oder wenigstens ein Trost. Doch trotz der mit krankenhäuslicher Behandlung traditionell verbundenen Aussicht auf Rettung ist sie für viele von uns ein Tiefpunkt. Zu viel Siechenelend um einen herum (besonders in Mehrbettzimmern), zu viel Siechenelend am und im eigenen Körper (Schmerzen, Infusionen, Urinbeutel, Drainagen etc. pp.), zu viel Scham, zu viel Zeit zum Sorgenwälzen.

Und obendrein zu viel Besuch.

Denn angesichts der Diagnose wollen von *Family & Friends* über Nachbarn und Sportsfreunde bis zu Chefs und Kollegen alle vorbeikommen, um uns am Krankenbett wenigstens einmal Beistand zu leisten. Das ist supernett und lieb gemeint und kann auch durchaus hilfreich sein. Allerdings mit der Betonung auf kann.

Je nach Person, Aufenthaltsdauer und täglicher Frequenz kann Besuch nämlich zur Pest werden, die uns am Ende des Tages vollkommen entkräftet in die Kissen sinken lässt.

Auch das noch: Nervensägen am Krankenbett

Der archetypische Horrorbesucher gehört zwar nicht unbedingt zum Kreise unserer Lieben, lässt es sich aber trotzdem nicht nehmen vorbeizuschauen, ganz spontan und ohne Vorwarnung. Er/sie hat fürsorglich ein passendes Buchgeschenk dabei, bevorzugt etwas aus der Abteilung *Krebszellen mögen keine Himbeeren* oder *Wie ich den Krebs besiegte und die Tour de France gewann.*

Beim Eintreten hat er/sie noch einen demonstrativ heiteren Gesichtsausdruck, kann bei unserem Anblick die Tränen jedoch nicht zurückhalten, genauso wenig wie verbale Impromptus à la:»Du siehst ganz furchtbar aus, musst du sehr leiden?« Er/sie bemerkt den Patzer und verlegt sich aus lauter Verlegenheit aufs Schwadronieren, sinn- und belanglos, dafür mit beträchtlicher Ausdauer.

Kommt ein weiterer Besucher hinzu, begreift er/sie das nicht etwa als Zeichen zum Aufbruch, sondern als kommunikative Herausforderung, von nun an für alle Anwesenden den Alleinunterhalter zu geben. So lange, bis er/sie»aber wirklich losmuss«. Oder aber bis zur allseitigen Erschöpfung.

Solche Horrorbesucher sind zwar selten in Reinform anzutreffen, doch auch in milderen Ausprägungen der reinste Albtraum. Klar wollen sie nur helfen, ablenken, nett sein – aber selbst für die besten Absichten gibt's keine mildernden Umstände, wenn sie sich kontraproduktiv auf unser Befinden auswirken. Genau deshalb dürfen wir uns nicht nur vor ihnen schützen, wir müssen uns vor ihnen schützen – Höflichkeit, Benimm und Diplomatie hin oder her. Hier ein Überblick über die wichtigsten Gegenmaßnahmen:

Besuch, nein danke? Wenn Sie zu den Leuten gehören, die am liebsten *gar* keinen Besuch haben – sagen Sie das. Nur keine Scham oder Angst, jemanden vor den Kopf zu stoßen. Sie sind krank, die anderen wollen »nur« helfen. Und wenn die Hilfe nun mal darin besteht, Sie in dieser Situation bitte schön in Ruhe zu lassen, dann werden sie dafür Verständnis haben (vielleicht sogar erleichtert sein). Und wenn nicht, dann ist das jedenfalls nicht Ihr Problem.

Kommt drauf an? Sie mögen Besuch, zumindest von ausgewählten Leuten und unter bestimmten Umständen? Dann bitten Sie schon vor Ihrem Krankenhausaufenthalt jeden potenziellen Besucher unmissverständlich darum, immer einen Tag vorher anzurufen und zu fragen, ob Sie sich überhaupt nach Besuch fühlen.

Die Telefonfalle und wie man sie umgeht. Geben Sie Ihre Krankenhaus-Festnetznummer nur an die Leute heraus, mit denen Sie wirklich immer gerne reden. Alle anderen sollen es über Handy versuchen und gegebenenfalls eine Nachricht hinterlassen. Auf die Sie dann wahlweise mit einem Rückruf, einer Absage-SMS oder gar nicht reagieren können.

Segensreicher Besuchskoordinator. Bei Handyverbot im Krankenhaus (so was gibt's) bitten Sie jemanden aus Ihrem innersten Kreis, die Besucherkoordination für Sie zu übernehmen. Diese Person sollte von Ihnen eine schwarze Liste der Zeitgenossen bekommen, die Sie nun wirklich auf keinen Fall an Ihrem Krankenbett haben wollen.

Unangenehme Überraschung? Trotzdem steht irgendwann unangemeldet Besuch im Zimmer? Wirklich nett, danke vielmals, klar freu ich mich. Nur bin ich heute leider sehr müde/Nur kommt nachher die Visite/der Arzt/meine Familie/Nur werde ich leider gleich für eine Untersuchung abgeholt und muss mich vorher noch umziehen – also bitte nicht böse sein, wenn ich nur höchstens ein Viertelstündchen mit dir plaudern kann ... Merke: Hemmungslos notlügen ist hier keine Sünde, sondern Selbstschutz. Und damit vollkommen okay.

Besuchsdauer. Für den realistischen Fall, dass unangemeldete – und auch angemeldete – Besucher länger bleiben, als Ihnen guttut, vereinbaren Sie mit den PflegerInnen klammheimlich einen Code-Satz (»Ich glaube, mein Verband sitzt nicht richtig, könnten Sie nachher mal nachschauen?«), den Sie immer dann verwenden, wenn ein Besucher herauskomplimentiert werden soll. Das funktioniert übrigens nicht nur mithilfe der Ankündigung eines Verbandswechsels, sondern auch unter Verweis auf unmittelbar bevorstehende Mahlzeiten/Haarwäschen/Arztbesuche/ärztlich verordnete Ruhephasen.

Mitbringsel. Krankenhausbesucher kommen nie mit leeren Händen, irgendwas schleppen sie immer an. Mit etwas Glück fragen sie allerdings vorher, was Sie brauchen. Falls sie das nicht tun, äußern Sie konkrete Bitten, sofern Sie nicht leidenschaftlicher Schnittblumen- und Confiserienliebhaber sind.

Besucherauflauf? Durch einen dummen Zufall mehr als eine Besucherpartei im Zimmer? Äußerst ungesund, da extrem anstrengend. Also sofort Notbremse ziehen und eine Partei zum Kaffeetrinken oder Spazierengehen schicken. Denn sonst zwingt unsereins sich unwillkürlich dazu, auf »Alles-nicht-so-schlimm-wie-es-aussieht« zu machen und den spritzigen Moderator zu geben, damit sich nur ja alle wohlfühlen. Was uns auch meistens irgendwie gelingt – aber einzig und allein auf unsere Kosten.

Gefühlsausbrüche unerwünscht! Tränen im Krankenhaus sind generell tabu (außer bei Kindern). Es ist zwar nachvollziehbar, dass das eine oder andere Sensibelchen unter den Besuchern die dicken Tropfen nicht unterdrücken kann. Aber die machen eben alles nur schlimmer, nicht umsonst spricht man vom heulenden Elend. Es dräut der Gruppenheulkrampf am Krankenbett, also gibt's nur eins: Tränen sofort ansprechen und mit einem vorher geübten Sarkasmus möglichst schnell zum Versiegen bringen. Zielführender Vorschlag: »Hey, ihr seid doch gesund, also habt ihr keinen Grund zum Heulen – und mich könnt ihr damit leider auch nicht gesund machen ...«

Krankenhausaufenthalte sind schon ohne den bösen K gewöhnungsbedürftig genug. Mit sind sie ein echter Kraftakt. Wir sind dort letztlich ziemlich allein, weit weg vom schützenden Zuhause, ohne all die Accessoires, die unsere

Identität und unsere Alltagsrüstung ausmachen: Kleidung, Statussymbole, Make-up, Aufgaben, Position. Wir können uns nicht zurückziehen oder verdrücken oder verstecken. Wir sind physisch und psychisch nicht gerade auf der Höhe und bekommen das spätestens bei Besucher-*Overload* von Körper und Geist auch signalisiert, durch Konzentrationsschwächen, Erschöpfungsgefühle, plötzliche Übermüdung, erhöhte Temperatur, Bauchgrummeln. Alles nichts Ernstes und kein Grund zur Sorge, nur eine freundliche Ermahnung.

Aber die sollten wir ernst nehmen. Und im Zweifelsfalle klar sagen, wenn uns gerade alles ein bisschen zu viel wird. Wenn wir müde werden, ein wenig Ruhe brauchen, erschöpft sind. So viel Offenheit fällt besonders Frauen schwer. Aber sie ist schlicht eine Notwendigkeit. Also lernen wir am besten so früh wie möglich, sie ohne Scheu einzusetzen.

Siehe auch unter

→ *Betroffenheitsbekundungen – auch DAS noch!, S. 86 ff.*
→ *Krebskonversation leicht gemacht, S. 157 ff.*

Der böse K:
Kollektiver Horror vor einem Klischee

»Okay, es reicht!«, höre ich spätestens hier ein paar LeserInnen schimpfen. »Allein schon dieser bemüht forsche Tonfall ist eine Zumutung für alle, die schwer an Krebs erkrankt sind! Aber wie kann diese Frau es noch dazu wagen, die Angst davor zum ›Klischee‹ kleinzureden? Immerhin sterben allein in Deutschland Jahr für Jahr über 200 000 Menschen an dieser furchtbaren Krankheit. Da ist jeder Verharmlosungsversuch ein Schlag ins Gesicht von Todkranken und trauernden Angehörigen!«

Das stimmt. 2016 sind in Deutschland 230 725 Menschen an Krebs verstorben.[1] Jeder Todesfall eine Tragödie zu viel.

Aber das hier stimmt auch:

Laut einer Schätzung des an das Robert-Koch-Institut angegliederten Zentrums für Krebsregisterdaten erkranken in Deutschland (Stand 2014) rund 50 Prozent der Männer und 44 Prozent der Frauen einmal im Leben an Krebs.[2] Wenn ich richtig rechne, sind das, auf 2014 bezogen, knapp 20 Millionen Männer und über 18 Millionen Frauen.

1   www.spiegel.de/gesundheit/diagnose/weltkrebstag-das-globale-geschwuer-a-1248558.html
2   Stand: 2014, aktuellster verfügbarer Datenstand, Quelle www.krebsdaten.de/Krebs/DE/Content/Krebsarten/Krebs_gesamt/krebs_gesamt_node.html

Das sind wirklich unglaublich viele Menschen, oder? Aber sie werden von ganz verschiedenen Krebsen heimgesucht, verschieden verursacht, verschieden schnell wachsend, verschieden behandelbar, verschieden schlimm. Die bösen Zellen treten in Hunderten verschiedenen Varianten auf, die längst nicht alle akut lebensbedrohlich sind. Was aber kaum jemand so realistisch sieht, geschweige denn sagt.

Und genau das ist für jeden einzelnen Krebsneuling die eigentliche Katastrophe. Nicht die Krankheit an sich. Sondern die mit ihr bombenfest verschweißte kollektive Überzeugung, der böse K ende grundsätzlich mit dem baldigen Ableben.

Diese kollektive Überzeugung bringt unseren um Fassung bemühten Restverstand wie auch unsere Widerstandskraft zum Absaufen. Denn sie macht aus einer zugegebenermaßen ernsten Erkrankung ein unentrinnbares Todesurteil.

Dabei ist die Verknüpfung »Krebs = Todesurteil« auf dem besten Wege zum ... Klischee, genau. Schließlich steigen die Heilungsaussichten der medizinischen Fachzeitschrift *Lancet* zufolge seit dem Jahr 2000 kontinuierlich an, sogar bei so fiesen Formen wie Lungenkrebs. Solche Erfolgsmeldungen gehen aber mit schöner Regelmäßigkeit unter, weil alle immer nur auf die Schlagzeilen zu steigenden Krebsneuerkrankungen starren. Wen kümmert's da schon, dass dieser Anstieg auch auf immer bessere Früherkennungsmethoden zurückzuführen ist. Und dass »besser früh als spät« in dem Bereich doch eigentlich eine super Sache ist.

Genauso super wie die ständig steigende Lebenserwartung. Nie zuvor war es leichter, ein hohes Alter zu erreichen. Aber damit steigt halt die Wahrscheinlichkeit, dass ein paar Körperzellen nicht mehr so funktionieren, wie sie sollen, und sich zu einem Krebs auswachsen. Der aber auch nicht automatisch das Ende bedeutet.

Meldungen über steigende Krebszahlen sind also keineswegs gleichbedeutend mit der Ausbreitung einer Todesgefahr. Doch das »Krebs = Todesurteil«-Klischee sitzt so felsenfest in den Köpfen, dass es uns Betroffene selbst bei einer sehr guten Prognose aus den Puschen haut. Kein Wunder, schließlich bringen Teile unseres Umfelds noch nicht mal das K-Wort über die Lippen. Es hat diese Aura von Unheil und Verdammnis. Kaum ist ein Satz wie »Ich habe Krebs« oder »Er hat Krebs« gefallen, breitet sich Endzeitstimmung aus. Selbst HIV und AIDS haben (zumindest hierzulande) inzwischen einen deutlich geringeren Horrorfaktor als »die Erkrankung«. Sie ist die eine große Gefahr, die selbst bestens situierten Eigenheimbesitzern droht, denn sie kann heimtückisch und unbemerkt zuschlagen, ein realistisches Risiko, gegen das weder Versicherung noch Vermögen hilft.

Eine Schreckensvision. Und genauso gucken sie denn auch alle, wenn sie die schlechten Nachrichten erfahren. Diese ganzen betroffenen Blicke, die sagen »O Gott, die Arme, die hat Krebs«. Da fühlt man sich zwangsläufig moribund, auch wenn's aus medizinischer Sicht gar nicht so übel ausschaut.

Und ehe unsereins es sich versieht, müssen wir mit zwei Gegnern fingerhakeln: mit den bösen Zellen und mit ihrem tödlichen Image. Und das möglicherweise noch viele Jahre später allein deshalb, weil der eine oder andere Zeitgenosse uns bei Begegnungen tieeeeef in die Augen schaut und vielsagend »Wie *geht's* dir denn inzwischen?« fragt. Was zweifelsohne nett gemeint und mitgefühlt ist, uns aber umgehend daran erinnert, dass wir für viele Leute trotz hartnäckigen Überlebens nach wie vor nur Tote auf Abruf sind.

Fluchtreflexe und beredtes Schweigen

Es ist diese Kombi aus Krankheit und Klischee, die den Umgang mit dem bösen K erst so richtig schwermacht. Sogar großstädtische Intellektuelle, für die es zum Benimmstandard gehört, an Tabuthemen »aufgeschlossen« und »vorurteilslos« heranzugehen, geraten da ins Stottern. Wenn es ihnen nicht gleich die Sprache verschlägt.

Besonders häufig ist dieses Phänomen übrigens immer noch bei Männern anzutreffen. Kaum zu fassen, dass die Jungs sich da bei aller Liebe einfach nicht in den Griff bekommen. Aus Hilflosigkeit, Sorge, Angst (manchmal auch einer Portion Hypochondrie), gepaart mit Aversionen gegen allzu Gefühliges und altbekannte geschlechtsspezifische Kommunikationsschwächen, werden sie ausgerechnet dann zum Totalausfall, wenn wir sie am meisten bräuchten. Weiß wie die Wand hocken sie da, trinken zu viel und wissen trotzdem nicht, was sie sagen sollen. Bei jedem Gespräch über den bösen K sieht man ihnen sofort an, dass sie nur mit Mühe einem heftigen Fluchtreflex widerstehen.

Für diejenigen unter uns, die gut vernetzt in der Stadt wohnen, ist die Allgegenwart des K-Klischees trotzdem immer noch leichter zu ertragen als für alle, die auf dem platten Land leben. Veteranenberichte zeigen: Je kleiner die Ortschaft, desto stärker das Klischee, desto absurder die Reaktion der anderen. Zwar ist der Glaube, Krebs sei ansteckend (»Frau Meier hat Krebs, wieso darf die immer noch an der Wursttheke bedienen?«), inzwischen weitgehend ausgerottet – aber das scheint der Lust an einschlägigem Klatsch und Tratsch über die armen Kranken keinen Abbruch zu tun. Kaum zu glauben, aber wahr: In der tieferen Provinz wird immer noch mit dem Finger auf unsereins gezeigt, beim Bäcker getuschelt, zur Vermeidung von Begegnungen die Straßenseite gewechselt.

Die Ausnahme? Mag sein. Aber jede Ausnahme ist eine zu viel. Denn solche Nummern sind nicht nur »unwürdig«. Nicht nur erbärmlich. Nicht nur widerlich. Sie sind das reinste Gift. Wer dergleichen erleben muss, an seinem Wohnort, monate- oder jahrelang, der läuft Gefahr, allein deshalb irgendwann zusammenzuklappen.

Wenn's einen erst erwischt hat, besitzt kaum jemand noch den Nerv und die Kraft, der kollektiven Todesvision offensiv entgegenzutreten, die schlimmsten Tratscher öffentlich zur Schnecke zu machen und sich jedwede Spekulation über seine Restlebensdauer entschieden zu verbitten.

Also müsste eigentlich präventiv etwas getan werden, und zwar flächendeckend und von allen, ob nur in irgendeiner Form betroffen oder (noch?) nicht. Die Gleichung »Krebs = Todesurteil« müsste schnellstens in den Sondermüll gestopft werden, in dieselbe Tonne, in der das »Masturbation-erzeugt-Gehirnschwund«-Klischee und das »Homosexualität-ist-heilbar«-Klischee zumindest in diesen Breitengraden vor einiger Zeit gelandet ist.

Um diesen Prozess zu beschleunigen, schlage ich hiermit zwei Sofortmaßnahmen vor:

- **Zensur von Todesanzeigen!** Einschlägige Formulierungen (»nach langer schwerer Krankheit« …) sind mit sofortiger Wirkung zu verbieten. Weil sie den Kollektivhorror nämlich immer weiter befeuern. Schluss mit den verschwiemelten Euphemismen. Erste Voraussetzung für ein bisschen Normalität im Umgang mit dem Krebs ist, dass wir lernen, ihn beim Namen zu nennen.

- **Schluss mit dem Militärvokabular!** Ich plädiere dringend dafür, sämtlichen Medien, *Social Media*, Selbsthilfegruppen und öffentlichen Diskutanten per Regierungsdekret bei Strafe zu untersagen, im Umgang mit der K-Krankheit auf Militärvokabular à la »der Kampf gegen den Krebs« & Co. zurückzugreifen. »Kampf« in Kombi mit »Krebs« lässt allein dieses eine Wort den geballten Kriegshorror von den Punischen Kriegen bis zur Schlacht um Syrien in den Köpfen aufmarschieren. Kampf, das klingt nach Erschöpfung, nach Verlusten, nach gewonnenen Schlachten und dennoch verlorenen Kriegen. Kampf, das läuft hinaus auf »Kampf bis aufs Messer«, »entscheidende Schlacht«, »Sieg oder Niederlage«. Auf »Leben und Tod«, genau. Und genau das ist das Desaster an der ganzen Kriegsmetaphorik: Sie demoralisiert so dermaßen, dass unsereins manchmal am liebsten schon Fahnenflucht begehen würde, bevor es überhaupt »in den Kampf geht«. Denn ein Kampf wird gemeinhin gewonnen oder verloren. Und in unserem Fall trompetet das Klischee von vornherein von allen Dächern, dass wir früher oder später nur verlieren können.

Kampf-Krampf vs. Widerstand

Krebs + Krebsklischee + Kriegsgerede = Chronik eines angekündigten Todes. Die Folgen sind zum Haareraufen. Zum Weglaufen. Zum Fürchten. Zum Heulen.

Zum Kotzen.

Aber es hilft ja nichts. Das Kriegsgerede lässt sich außerhalb meiner Fantasie nun mal nicht von heute auf morgen verbieten, nur weil es unsere Restbestände an Zuversicht zerbröselt wie ein Hammer einen Zwieback. Also müssen wir trotz krankheitsbedingter Erschöpfung immer wieder aufs Neue erklären, wie deprimierend dieses ganze Kampf- und Kriegsgefasel zwangsläufig ist. Dass es uns unglaublich auf den Senkel geht, von vornherein den dicken »Opfer«-Stempel auf die Stirn gedrückt zu kriegen. Und dass es uns daran hindert, uns auf die eine konkrete Perspektive zu konzentrieren, die uns bleibt: den Gang in den Widerstand.

Wo einen »Sieg« kaum jemand für vorstellbar hält und die »finale Niederlage« quasi nur eine Frage der Zeit ist, ist Widerstand nämlich eine ziemlich brauchbare Option. Widerstand kann tagesformbedingt mal stärker und mal schwächer ausfallen, ohne dass Schwankungen gleich zum Menetekel würden. Widerstand hat generell ein gutes Image (Gandhi! Gorleben!) und fühlt sich daher gut an, oder jedenfalls besser als jedes Schlachtengetümmel. Widerstand gegen die Krankheit und gegen das Klischee ist in x Formen möglich, die alle in diesem Buch erklärt sind.

Und das Beste: Widerstand kann sich über Jahre und Jahrzehnte hinziehen, ohne dass es irgendwann zwingend zu Sieg oder Niederlage kommen muss. So mancher Totgesagte ist lange Jahre nach der Diagnose immer noch am Leben.

Die Medien sprechen in diesem Fall gerne von *Survivors*, von Überlebenden. Ich persönlich kann dieses Wort nicht leiden. Es hat so was von »mit Wahnsinnsglück noch mal davongekommen«. »Überlebende«, das sagt man bei *Once-in-a-Lifetime*-Katastrophen wie Flugzeugabstürzen, Zugentgleisungen und Tsunamis. Dergleichen überlebt man in der Regel genau einmal. Schlicht weil es statistisch gesehen kein zweites Mal geben wird.

Der böse K kann aber durchaus ein zweites Mal kommen.

Auch ein drittes oder sogar viertes Mal. Wer sich nach dem ersten Mal als Überlebender begreift, dem zieht's bei einem Rückfall den Boden unter den Füßen weg – weil ein solcher Rückfall beim *Survivor*-Konzept gar nicht vorgesehen ist. Insofern bezeichne ich mich lieber als Veteranin. Das Wort stammt zwar ursprünglich auch aus der Militärsprache. Aber im erweiterten Sinne ist es ein Begriff für jemanden, der auf einem Gebiet jahrelange, teilweise hart erarbeitete Erfahrungen gesammelt hat. Eben. Ich habe einschlägige Erfahrungen mit dem Krebs gesammelt und bin zwölf Jahre danach immer noch am Leben. Kann aber durchaus sein, dass ich irgendwann erneut den Gang in den Widerstand antreten muss.

Siehe auch unter

→ *»Meine Oma ist ja damals auch an Krebs gestorben ...«* – *Krebsgeschichten zwischen nett und daneben*, S. 154 ff.
→ *Zu viel des Guten*, S. 230 ff.

»Meine Oma ist ja damals auch an Krebs gestorben ...« – Krebsgeschichten zwischen nett und daneben

Noch so ein seltsames Phänomen am bösen K: Man bekommt ständig irgendwelche Krebsgeschichten erzählt. Sobald jemand aus unserem Umfeld zum ersten Mal von unserem tragischen Schicksal erfährt, entgleisen ihm die Gesichtszüge. Die Augen verraten, dass das Gehirn panisch nach einer angemessenen Reaktion sucht, Worte schieben sich auf Zungen, nein, doch halt, sie werden noch nicht freigelassen, offenbar werden sie als unpassend empfunden ... und dann purzeln sie unserem Gegenüber doch aus dem Mund, in verlegene Plaudertöne verpackt. Er kann einfach nicht anders. Das böse K-Wort blockiert das Kommunikationszentrum; es kann nur noch wiedergeben, was gerade im Kopf scheppert. Und das sind nun mal jede Menge Krebsgeschichten.

Mit etwas Glück gehen sie gut aus, nach dem Motto: »Bei meiner Tante war es ja damals fünf vor zwölf, die Ärzte hatten sie aufgegeben – aber sie lebt immer noch und ist wieder pumperlgesund!« Im Idealfall erfährt man sogar, warum die Geschichte so gut ausgegangen ist: Besagte Tante hat an revolutionärer amerikanischer Studie teilgenommen / nur noch Geißblatttee getrunken / den Jakobsweg erpilgert / in Wuppertal einen Spitzenonkologen gefunden / gekündigt und sich scheiden lassen / mit Marathonlauf begonnen usw. usw. Solche Geschichten sind manchmal abstrus, des Öfteren Ideengeber – aber auf alle Fälle immer Mutmacher.

Leider sind sie aber eher die Ausnahme. In der Regel gehen sie nämlich nicht gut aus. Und wirken in etwa so erheiternd wie eine Fassbombe. Die Erzähler wissen das auch, genau deshalb winden sie sich so – aber sie können einfach nicht anders. Ihre Angst (um uns, aber genauso um ihre eigene Schwarte) spült die Horrorstorys nur so heraus: »Meine Kollegin hatte auch Brustkrebs, bei der kam zwölf Jahre später noch mal was nach«, »Bei meinem Cousin hat die Chemo leider nichts genützt«, »Von der Strahlentherapie hat mein Nachbar Leukämie bekommen«, »In meiner Familie sind schon drei Leute an Darmkrebs gestorben«.

Na super.

Wer sich da noch nicht die Kugel gibt, braucht nur die Glotze einzuschalten. Die Krebsgeschichten im Fernsehen geben ihm endgültig den Rest, denn da bleibt garantiert kein Auge trocken. Weshalb es mir in diesem Buch ein besonderes Anliegen ist, den Damen und Herren Fernsehredakteuren mal so richtig medienkritisch fundiert den Marsch zu blasen. Denn die immer gleichen abgedroschenen Bilder, die sie uns vorsetzen, haben eine verheerende gesellschaftliche Strahlwirkung. Und dafür gibt's hier Haue. Wer da freudig aufhorcht: Sofort weiterblättern zu »Mensch, Fernsehredakteure!«.

Für jedweden Krebskitsch im Fernsehen gilt grundsätzlich: umgehend umschalten oder den Raum verlassen, wenn »die üblichen Verdächtigen« zu sehen sind. Und wenn mal wieder jemand Ihnen gegenüber live Luft holt, um eine Krebsgeschichte zu erzählen, erteilen Sie ihm bitte freundlich lächelnd, aber bestimmt Redeverbot. Es sei denn, er will eine Mutmachergeschichte erzählen.

Siehe auch unter

→ Abtauchen, Nerven sägen, totschweigen: Wie Nicht-Krebse auf unsereins reagieren, S. 33 ff.

→ Krankenhausbesuche verkraften: Ein Crashkurs, S. 140 ff.

Krebskonversation leicht gemacht

Smalltalk, Gespräche, Diskussionen gehören zum Leben. Und wenn's nicht gerade um Bewerbungsgespräche, Beziehungsdiskussionen oder Pflicht-Smalltalk mit Unsympathen geht, ist dieser Austausch normalerweise mehr oder minder angenehm und interessant und womöglich sogar amüsant, wohltuend und entspannend. Also genau das, was unsereins nach der Diagnose gut gebrauchen kann, und sei es nur zur kurzfristigen Ablenkung vom inneren »Angst-und-Sorgen-Chaos«.

So gesehen müsste es eigentlich ein wahrer Segen sein, dass die Anteilnahme bei schlechten Nachrichten immer groß ist. Sobald Familienmitglieder, Freunde, Nachbarn, Kollegen von der Diagnose erfahren, steht das Telefon nicht mehr still. Alle rufen sie an, um Genaueres zu erfahren, Mitgefühl zu zeigen und zu fragen, wie sie helfen können. Diese geballte Aufmerksamkeit hat etwas Tröstliches, denn sie zeigt uns, dass wir nicht allein sind. Jedenfalls wenn die geballte Aufmerksamkeit nicht im Doppelpack mit geballtem Krampf daherkäme.

Die Unbefangenheit ist nämlich weg.

Urplötzlich steht ein Elefant im Raum, wie die Engländer sagen. Alle sehen ihn, alle starren sie hin, aber kaum jemand traut sich, ihn zu thematisieren.

Aus zoologischer Sicht ist es ausgeschlossen, dass Krebse sich in Elefanten verwandeln. Trotzdem ist dieses beängstigende Naturschauspiel nach so gut wie jeder Diagnose zu beobachten: Einige unserer Lieben scheuen – aus Taktgefühl, Unsicherheit, Hilflosigkeit, Angst, egal – davor zurück, uns auf unsere »Erkrankung« anzusprechen. Schon das stinknormale »Wie geht's dir?« könnte für uns womöglich schmerzlich sein, also: andere Frage, neues Thema.

Nur welches? Pauschale Aufmunterungsversuche à la »Du schaffst das«? Geht gar nicht. Nichts als peinliche Plattitüden. Eine kleine Anekdote zur Aufheiterung? Nein, vielleicht ist uns ja gerade nicht zum Lachen zumute. Ein persönliches Problem, eine Krise, ein Missgeschick gestehen? Geht auch nicht, ist doch alles nur Pillepalle im Vergleich zum bösen K. Smalltalk über Traumurlaubsziele? Bloß nicht, da kommen uns gleich die Tränen.

Alles furchtbar lieb gemeinte Grübeleien. Während wir an den ausweichenden Blicken unserer Lieben ablesen können, was ihnen gerade alles durch den Kopf schießt und sie davon abhält, etwas anderes als Verlegenheitsgebrabbel von sich zu geben, sind wir ähnlich hin- und hergerissen zwischen Ansprechenwollen und Unausgesprochenlassen. Einerseits sind Geborgenheitsgefühle, Ablenkung und Unterstützung Lebenselixier. Andererseits kosten längere Gespräche je nach Behandlungsphase ziemlich viel Kraft. Logisch, auf die »Wie-geht's-dir-Frage« können wir monatelang eher selten mit den bahnbrechend guten Nachrichten antworten, die alle anderen insgeheim von uns erhoffen. Wenn wir uns da zusätzlich mit den Befindlichkeiten unserer Gesprächspartner auseinandersetzen müssen – oder sie vor unseren Befindlichkeiten schützen wollen –, dann wird das alles ganz schnell und schlicht zu viel. Es stresst, es nervt, es ermüdet. Wachsender Widerwille ist die Folge. Und auch ein wahnsinnig schlechtes Gewissen. Das wiederum gehört zu den miesen Gefühlen, die wir uns nun wirklich nicht auch noch ans Bein binden müssen.

Was also tun?

Am besten: klare Ansagen machen. Das mag zunächst schwerfallen, weil vor allem Frauen so erschreckend wenig Übung darin haben. Aber glauben Sie mir: Alles, was schlimmstenfalls passieren kann, ist ein Moment der Betretenheit. Der ganz schnell einer Riesenerleichterung weicht, und das bei beiden, bei Ihnen und bei Ihren Lieben.

Also bitte bloß keine Scheu vor Klartext nach dem Motto: »Darüber will ich jetzt nicht sprechen« oder »Lass uns von was anderem reden«. Eine Freundin von mir drückte sich noch weit drastischer aus: »Ich will mir mein Restleben nicht mit Gesprächen über meine Krankheit versauen.« Solche Ansagen stoßen mit Sicherheit den einen oder anderen vor den Kopf. Sie sind aber trotzdem jedem bleischweren Konversationsversuch vorzuziehen.

Krebskonversationsstrategie für Anfänger

Die alltagsverträgliche Alternative dazu ist eine Konversationsstrategie für Erkrankte:

Phase 1: Zehn Minuten aktuelle Berichterstattung, denn die wollen alle hören, ob nun direkt erfragt oder nicht. Also warum nicht kompakt darüber reden, damit das Thema vom Tisch ist.

Phase 2: Alle dürfen ohne schlechtes Gewissen zur Tagesordnung übergehen, über andere Themen reden als die leidige Krankenakte. Das entspannt und bringt die verloren gegangene Unbefangenheit zurück. Spätere Heiterkeit nicht ausgeschlossen.

Phase 3: Kurz vorm Abschied noch mal fünf bis zehn Minuten auf das Bedürfnis der anderen eingehen, »auf die Gesundheit« zurückschwenken. Damit wollen sie ihre Zuneigung signalisieren. Das ist schön. Und es macht Lust auf mehr.

Mit dieser Konversationsstrategie kommt man im engeren Familien- und Freundeskreis ganz gut über die Runden. Aber die sind ja nur ein Teil unseres Umfelds. Doch auch entferntere Bekannte, mit denen wir selten-seltener-nie zusammensitzen, nehmen Anteil an unserem Schicksal, melden sich, fragen nach, wie es uns geht.

Da kommt auf Dauer ein Riesenhaufen »Wie geht's dir?« zusammen. Den tagein, tagaus getreulich abzuarbeiten, ist ziemlich ermüdend. Schon allein deshalb, weil es uns schwerfällt, fünfmal am Tag etwas zu erzählen, was wir selbst noch gar nicht richtig verdaut haben und wenigstens ab und zu einfach mal ein Viertelstündchen verdrängen wollen. Ein Plan, der durch jedes besorgte »Du, wie geht's dir?« umgehend torpediert wird. Denn die Frager meinen es doch nur gut mit uns. Also fügen wir uns in unser Schicksal und geben zum x-ten Mal erschöpfend Antwort.

Müssten wir aber eigentlich gar nicht. Schließlich will niemand, dass wir uns verausgaben. Deshalb wird jeder verstehen, dass wir gerade in der ersten Phase eine Vertrauensperson zum Kommunikationsbeauftragten ernennen.

Kommunikationskoordinator gesucht

Diese Person informiert – per Rundmail, Facebook-Gruppe, Kollektiv-SMS, WhatsApp, Blog oder was sonst noch an technischen Hilfsmitteln zur Verfügung steht – alle unsere Lieben in unserem Auftrag in regelmäßigen Abständen über unsere Verfassung. Uns erspart dieser Kommunikationsbeauftragte eine Menge anstrengender Gespräche. Und allen anderen ermöglicht er oder sie allein durch die Regelmäßigkeit der Krankenberichte, sich an unsere Lage zu gewöhnen, anstatt sich in unheilschwangeren Mutmaßungen zu ergehen, mit denen sie uns womöglich auch noch anstecken. Was nun wirklich unbedingt zu vermeiden ist.

Für diejenigen von uns, die es mit einer wirklich düsteren Prognose zu tun haben, ist ein Kommunikationsbeauftragter ein echtes Muss. Denn er schützt uns davor, von Fragen aufgefressen zu werden, die bei allen Beteiligten nur Frust und Verzweiflung verstärken.

In derlei Lebenslagen ist die »Wie-geht's-dir-Frage« auch für den Kommunikationsbeauftragten selbst nur noch in einer einzigen Variante statthaft: »Wie geht's dir *heute?*« Heute ist ein überschaubarer Zeitraum, darauf lässt sich durchaus antworten. Am besten nach dem Motto: Kurz ist lang genug. Und morgen ist eh ein neuer Tag.

Siehe auch unter

→ Die Arbeit: *Vom bedenkenlosen Ausstieg zum geglückten Wiedereinstieg, S. 46 ff.*

→ Tagesform: *Aprilhaft mit Sturmböen, S. 212 ff.*

Nachsorge. Mit Versorgung gegen die Sorgen danach

Nachsorgeuntersuchungen sind eigentlich eine super Sache. Auch Jahre »danach« wird unser Körper von Experten regelmäßig darauf gefilzt, ob vielleicht irgendwo wieder böse Zellen sprießen. Medizinische Versorgung vom Feinsten.

Für viele Krebsveteranen bedeutet »Nachsorge« allerdings nicht »nachträgliche Versorgung« – sondern »nachträgliche Sorgen«. Auch wenn's schon lange her ist: Je näher der Termin rückt, desto mulmiger wird uns. Angst kriecht in die Knochen (die sowieso seit Kurzem so verdächtig wehtun), womöglich sogar handfeste Panik. Was nun wirklich kein Wunder ist. Wer bereits eine einschlägige Diagnose verkraften musste, ist ein für alle Mal bedient. Eine Wiederauflage braucht man da so dringend wie ein Loch im Kopf.

Aber was, wenn die wieder was finden?

Bei einigen von uns lässt diese Frage Horrorszenarien so gewaltig ins Kraut schießen, dass sie aus lauter Angst vor der Möglichkeit schlechter Nachrichten gar nicht erst hingehen. Diese Vermeidungsstrategie bringt allerdings nur kurzfristig Erleichterung. Denn je länger man »überfällig« ist, desto wilder wuchert die Angst im Gehirn, dass da nun unentdeckt die nächste Katastrophe vor sich hinwächst. Bloß weil man nicht den Mut hatte, sich seinem Schicksal zu stellen und einfach hinzugehen. Scham und Selbstvorwürfe sind die Folge. Die wiederum sind im Doppelpack mit der Angst eine echte Killerkombi für die Nerven.

Dann schon lieber Augen auf und durch. Ein Ding der Unmöglichkeit ist das nicht. Mancher Veteran sieht die Nachsorge ganz pragmatisch als eine Art TÜV an: Mein Körper hatte eine Panne und musste zur Reparatur. Daraufhin wird er vom Kundendienst regelmäßig gewartet. Fertig.

Ich gebe zu, dass ich als chronischer Schisshas so viel Pragmatismus nicht aus dem Ärmel schütteln konnte. Die ersten Jahre war Heulen und Zähneklappern. Für den Zwangsaufenthalt in der Röhre brauchte ich jedes Mal eins von diesen megaschnell wirkenden Beruhigungsplättchen unter die Zunge, um nicht durchzudrehen (ein Hoch auf solche Medikamente, jawohl!).

Aber immerhin bin ich hingegangen. Und wurde für meinen Heldenmut jedes Mal belohnt. Mit diesem absolut fantastischen, euphorisierenden Gefühl der Erleichterung. Alles okay! Wieder ein Viertel, halbes oder ganzes Jahr mit heiler Haut überstanden! Das wird jetzt erst mal gefeiert!

Und dann sehen wir weiter.

Mit dieser »Schritt-für-Schritt-Strategie« habe ich schon zwölf Jahre erfolgreich hinter mich gebracht. Die Nachsorgetermine trete ich inzwischen weitgehend angstfrei an. Die Macht der Gewöhnung, schätze ich. Ein bisschen mulmig ist mir immer noch, wenn ich nach den Untersuchungen dem Arzt zur Besprechung gegenübersitze. Aber dann sage ich mir, was ich seit damals gebetsmühlenartig vor mich hin murmele: Meine Angst hat keinerlei Einfluss auf das Untersuchungsergebnis. Sie kann eventuell vorhandene böse Zellen nicht kraft purer Panik wegbrennen. Entweder kriege ich einen Freispruch, oder der Arzt wird fündig, basta. Aber wenn er was findet, dann immerhin frühzeitig. Gefahr erkannt, Gefahr erst mal gebannt.

Siehe auch unter

→ Bammel: *Fifty Shades of Fear*, S. 64 ff.
→ Alles *Psychokacke, oder was?*, S. 185 ff.

Nachtschattengefühle: Scham, Selbstmitleid, Selbstvorwürfe

Als wäre diese Krankheit nicht schon Katastrophe genug ... aber nein, als Gratisbeigabe dazu gibt's einen ganzen Packen finsterster Gefühle. Sie plagen uns permanent oder in Schüben, bringen Niedergeschlagenheit und Verzweiflung mit sich. Und obendrein ein wahnsinnig schlechtes Gewissen. Schließlich haben wir immer mindestens einen Hobbypsychologen im engeren Bekanntenkreis, der uns fürsorglich darlegt, dass *Bad Vibrations* die Selbstheilungskräfte des Körpers beeinträchtigen.

Danke, liebe Hobbypsychologen, für diese wertvolle Ermahnung! Leider verwandelt Ihr damit in den seltensten Fällen Nervenbündel von jetzt auf gleich in weise *Zen-Masters*, die unerschütterlich positiv denken, bis das Universum ihren Genesungswunsch erfüllt. Meistens macht ihr es für uns nur noch ein bisschen schlimmer.

Denn die Nachtschattengefühle sind mit dem bösen K fest verschweißt. Was daran liegt, dass es sich erstens wahrhaftig um eine Dreckskrankheit handelt, die zweitens ein zwar nicht immer angebrachtes, aber flächendeckend verbreitetes Horrorimage hat. So gesehen wäre es fast ein Wunder, wenn sie unsereins nicht immer wieder in Scham, Wut und Selbstvorwürfe ausbrechen ließe.

Angesichts der Gesamtsituation sind solche Wallungen schlicht normal. Und es ist eine Riesenerleichterung, sie als normal zu akzeptieren. Das macht sie zwar nicht angenehmer. Aber sie sind um einiges leichter zu ertragen, wenn die Panik entfällt, mit jedem negativen Gedanken der Grube unweigerlich ein Stück näher zu kommen.

Scham: normal. Vor allem in unserer Gesellschaft. In Sachen Look und Leistung kann ein Krebspatient nicht mehr mithalten. »Die Krankheit hinterlässt ihre Spuren«, wie es so schön heißt. Ist halt so. Aber vor allem für uns Frauen mit unserer Neigung (um nicht zu sagen: Obsession), uns dank diverser Hilfsmittel von Mode bis Make-up stets so vorteilhaft wie möglich zu präsentieren, sind die körperlichen Veränderungen manchmal fast schlimmer als die Diagnose selbst. Augenringe, Gewichtsveränderungen, Haarausfall, Narben – da kann unsereins monatelang kaum den Drang unterdrücken, sämtliche Spiegel zu verhängen und sich bis auf Weiteres unter der Bettdecke zu verstecken. Aus Scham, genau. Vor den anderen – und auch vor uns selbst. Traurig, ach was, absurd. Aber trotzdem wahr. Zumal sich die Fassade auch in anderer Hinsicht nicht aufrechterhalten lässt.

Vorher »Stimmungskanone«, »Sonnenschein«, »High Potential«, »Energiebündel«, »starker Mann«, »kluge Frau«, jetzt für alle inklusive auch hier uns selbst nur noch schwach und verwundbar. Krank. Womöglich sogar schwer krank.

Früher war das »nur« ein Schicksalsschlag, heute ist es zusätzlich ein Grund zur Scham. Und zu noch mehr Scham, falls man aufkommende Nachtschattengefühle nicht sofort mit eiserner Hand »in den Griff bekommt«.

Ziemlich kaputt, was? Da ist es ein echter Segen, dass selbst wild wuchernde Schamgefühle mit der Zeit nachlassen, der

Gewöhnung sei Dank. Und der können wir ordentlich nachhelfen. Indem wir erst uns selbst und dann unser Umfeld an den aktuellen Ist-Zustand gewöhnen, Schritt für Schritt für Rückschritt (passiert) für Schritt. Der Blick in den Ganzkörperspiegel ist der erste.

Selbstmitleid: normal. Ja, ja, ist ja gut. Vom Selbstmitleid zum Schicksalshadern ist es nur ein ganz kleiner Schritt, und das ist, also genesungstechnisch ist das ja *ganz* ungünstig und überhaupt ...

Kann schon sein. Aber Selbstmitleid ist eine vollkommen normale Gefühlsregung, die bekanntlich in jedem Dasein zumindest phasenweise ihr Unwesen treibt, auch wenn keine Bedrohung durch böse Zellen vorliegt. Warum *ich*, warum *so*, warum *jetzt*, warum *überhaupt*, die Soundso macht sich doch viel mehr Stress als ich und ernährt sich so grottenschlecht, und dann die ganze Quarzerei, da hätte es den Soundso doch viel eher erwischen müssen als mich ...

Dem Soundso gegenüber natürlich nicht nett, solche Gedanken, und bringen tun sie auch rein gar nix. Aber sie kommen halt periodisch hoch. Das ist weder unheilvoll noch bedrohlich noch sonst wie von Übel, sondern einzig und allein menschlich.

Außerdem lässt das Selbstmitleid, genau wie die Scham, mit der Zeit nach. In der Regel dann, wenn der schlimmste Schock verdaut ist und der Verstand wieder ein paar klare Gedanken generiert. Bei mir sahen die ungefähr so aus: Ich bin kein tragischer Einzelfall, kein entstelltes Opfer eines Autounfalls oder Flugzeugabsturzes. Sondern »nur« eine von reichlich vielen Frauen, die von der Krankheit erwischt wurden, die unter Frauen nun mal am weitesten verbreitet ist.

Früher hat's uns Frauen im Kindbett erwischt und die Männer im Bergwerk oder an der Front. Heute an Brust, Gebärmutter oder Prostata.

Sarkastisch? Kann schon sein. Aber Sarkasmus ist ein prima Mittel gegen Selbstmitleid.

Selbstvorwürfe: normal. Vor allem bei Vielrauchern, Vieltrinkern, Sonnencremeverächtern und Schissern, die sich nie zur Krebsvorsorge getraut haben. In dieser Kategorie sind Schuldgefühle naheliegend, ja quasi unvermeidlich. Doch sie schlagen leider auch häufig in Fällen zu, in denen von »Schuld« überhaupt gar keine Rede sein kann. Etwa bei denjenigen von uns, die im weitesten Sinne an Karma und Wiedergeburt glauben und sich nun mit der Frage quälen, was sie wohl in einem früheren Leben verbrochen haben, dass sie in diesem Leben so gestraft werden.

Das ist dann schlimm.

Noch schlimmer ist es, wenn ein Rezidiv ein Flächenbombardement auslöst: Ich hab meine Lektion nicht gelernt! Ich hab meinen Stress nicht in den Griff bekommen! Ich hab meine Ernährung nicht konsequent genug umgestellt! Ich hab damals die Chemo verweigert! Ich wollte das Geld für den Heilpraktiker nicht ausgeben! Ich! Bin! SCHULD!

Der reinste Albtraum, wenn man da einmal drinsteckt. Und dabei so was von absurd – zu glauben, dass sich das Krankheits- / Wiedererkrankungsrisiko maximal minimieren lässt, wenn man nur »das Richtige tut«, sprich: sich richtig ernährt, Körper und Gehirn genügend trainiert und geistige Hygienestandards beachtet (Achtsamkeit! Dankbarkeit! *Work-Life-Balance*! Meditation!). Das hat etwas von diesem Kinderglauben, zu Weihnachten alles vom Wunschzettel unterm

Tannenbaum zu finden, wenn man nur das Jahr über brav genug gewesen ist.

Doch dem bösen K ist mit Kinderglauben leider nicht beizukommen. Denn wie längst bekannt ist, hat er viel mehr mit Umweltbelastungen, Genetik und Epigenetik zu tun als mit dem Ausmaß körperlicher und seelischer Vorbildlichkeit. Und das wiederum bedeutet: Freispruch. Erlösung. Nicht von den bösen Zellen, schön wär's. Aber von jeder Form überflüssiger Selbstzerfleischung. Es hat uns halt (wieder) erwischt, mehr ist dazu nicht zu sagen. Und die Nachtschattengefühle gehören dummerweise dazu. Wenn wir das einmal verstanden haben, können wir sie uns auch verzeihen und die frei werdende Energie für Wichtigeres nutzen.

Siehe auch unter

→ *Hinterm Haarausfall geht's weiter*, S. 125ff.

→ *Rückschläge: This shit can happen*, S. 197ff.

Achtung, fertig! anstatt los:
der Nachwirkungsblues

Tja, den gibt's auch. Nur dass uns kaum jemand frühzeitig davor warnt. Vielleicht ist das ja auch gut so. Wer will schon vorsorglich über die Nachwirkungen von Diagnose und Therapie informiert werden, wenn er noch bis Oberkante Unterlippe mit den Nebenwirkungen zu tun hat.

Aber irgendwann sind Operation und Behandlung überstanden, dann gibt's eine nette Reha ... und dann wird man von der medizinischen Maschinerie, die einen monatelang fest im Griff hatte, wieder ausgespuckt. »Lassen-Sie-sich-am-Empfang-einen-Termin-für-die-Nachsorge-geben-danke-bitte-auf-Wiedersehen.« Die Krankschreibung endet, die Schonzeit auch, und draußen vor der Tür steht schon der Alltag und will rein. Achtung, fertig, los.

Nur dass die Zeichen für uns noch ziemlich lange eher auf »Achtung, fertig!« stehen als auf »los«. Und zwar nicht nur für alle, die der Rückkehr zur Tagesordnung sowieso eher furchtsam entgegensehen, sondern auch für Optimisten und Kraftbolzen, die nach der krankheitsbedingten Zwangspause dringend wieder so richtig loslegen wollen.

Wieder ins Hamsterrad reinzukommen, kostet nämlich irrwitzig viel Energie. Viel mehr Energie, als noch Saft im Akku steckt. Wer die roten Warnlämpchen nicht blinken sieht und trotzdem Gas gibt, wird von Körper und Gemüt innerhalb kürzester Zeit ausgebremst. *Fatigue*, Müdigkeit, Erschöpfung, Antriebslosigkeit, Depressivität, emotionale Achterbahnfahrten bis zum Überraschungsheulkrampf. Und bei kontinuierlicher Unbelehrbarkeit auch gerne ein richtiger Schuss vor den Bug à la Fieberschub, Magen-Darm-Grippe, Blasenentzündung oder Sekundenschlaf am Steuer, der uns umgehend wieder dahin zurücktreibt, wo wir nun wirklich nicht mehr so schnell hinwollten: ins Krankenbett.

Eine schwere Schlappe, keine Frage. Zumal uns niemand auf diese Eventualität vorbereitet hat. Dabei sind Nachwirkungsdurchhänger so logisch erklärbar – und damit so vorhersehbar – wie Tropenstürme. Denn nach Behandlungsende kommen Sorgen hoch, die sich im trauten Trott der Therapieroutine noch irgendwie wegschieben ließen. Doch danach sprudeln die Ängste wieder so wild wie davor: Hat das alles was genutzt? Kann ich jetzt wirklich nichts anderes mehr tun? Haben die auch nichts übersehen? Was, wenn da wieder was wächst?

Dazu kommt die Enttäuschung, wenn man merkt, dass die völlige Wiederherstellung nicht so schnell geht wie erhofft. Bäume ausreißen ist noch lange nicht drin, der Körper ist nach der Therapie nun mal platt und braucht Zeit, viel Zeit, um sich zu bekrabbeln. Die Reha ist zwar hilfreich, aber nicht mehr als eine Verschnaufpause auf einer Marathonstrecke.

Größter Überraschungsfaktor: Mental geht's noch ein bisschen langsamer aufwärts als physisch. Das Ganze ist wie nach einem Autounfall, bei dem man nur knapp an einer Katastrophe vorbeigeschrammt ist – Magen, Gehirn und Knie werden erst dann von Schockwellen überflutet, wenn das Schlimmste schon wieder vorbei ist.

Da wir aber keine Ahnung haben, was nach dem Behandlungsparcours noch alles auf uns zukommt, neigen wir dazu, uns komplett zu überfordern. Genau wie die anderen das sowieso tun. Denn auch unsere Lieben haben keine Ahnung, dass es so was wie einen Nachwirkungsdurchhänger überhaupt gibt. Genau wie wir, wahrscheinlich sogar noch mehr als wir, wünschen sie sich die baldige Rückkehr zur Normalität. Der Krebs ist überstanden, das Leben geht weiter, und jetzt pack doch bitte schnell wieder richtig an und sei wieder so fröhlich wie früher, anstatt matt auf dem Sofa zu kauern und permanent grundlos in Tränen auszubrechen.

Erwartungsdruck allerorten, von den anderen und selbst gemachter – und schon stecken wir mitten drin im Nachwirkungsblues. Und quälen uns endlos mit dem Widerspruch zwischen dem Wunder, das wir selbst und unsere Lieben jetzt von uns erwarten – und der Unfähigkeit, dieses Wunder zeitnah zu vollbringen. Es ist eher mit zeitfern zu rechnen.

Selbsterkenntnis statt Selbstüberforderung

Die gute Nachricht: Der Zwangsaufenthalt im Nachwirkungsloch endet irgendwann, versprochen. Und es ist ein echt großartiges Gefühl, eines Tages aufzuwachen und plötzlich zu spüren, dass Mattigkeit und Trübsinn nicht mehr wie Mehltau auf den Sinnen liegen. Dass die Batterien wieder vollgeladen sind. Dass nun ausreichend Energie und Zuversicht vorhanden sind. So ungefähr muss es sich anfühlen, wenn der arktische Winter endlich vorbei ist. Und so lange wie der arktische Winter dauert es leider auch. Wenn nicht länger.

Zugegeben, die Dauer dieser Nachwirkungsüberraschung

ist eine ziemlich bittere Pille. Vor dem Absturz in eine handfeste Erschöpfungsdepression rettet uns da nur eins: Selbsterkenntnis. Wir sind noch nicht wieder auf dem Damm, wir laufen noch mit halber Kraft. Auch wenn wir so ziemlich alles dafür gäben, wieder so stark / schnell / stabil / spritzig / dynamisch zu sein wie früher – oder wenigstens so zu wirken. Diese andauernde Formschwäche zu erkennen und zu akzeptieren, ist ganz schön schwierig. Aber die Voraussetzung dafür, dass wir diese Sache unseren Lieben (und übrigens auch unseren Chefs und KollegInnen) erklären können. Und allein damit eine ganze Menge frischen Drucks gleich mal wieder ablassen. Wir sind nun mal noch nicht wieder die Alten, Ende der Durchsage.

Das Übliche, auch hier: Ausgerechnet *wir* müssen den anderen erst mal erklären, was Sache ist, damit sie unser ohnehin gerade kompliziertes Dasein nicht auch noch mit ihren eigenen Ängsten, Hoffnungen und Erwartungen überfrachten.

Und obendrein müssen wir Geduld an den Tag legen für den Fall, dass unsere Erklärungen zwar mitfühlend aufgenommen werden, aber ansonsten folgenlos bleiben. Bei hartnäckigen Überforderungstendenzen (besonders ausgeprägt bei Beziehungspartnern) hilft am Ende nur noch eine Vollbremsung: »Mach mal halblang, mir wird das jetzt echt alles zu viel!« Wobei dieses Stoppschild bei Bedarf monatelang und gerne auch länger energisch hervorgezogen werden sollte, sobald der »Ich-schaff-das-alles-nicht«-Würgereiz in der Kehle hochsteigt. Wir dürfen das. Und zwar ohne jede Hemmung, auch wenn der eine oder die andere das einfach nicht kapiert. Wir haben schließlich gerade erst eine schwere Krankheit überstanden. Da kann nun wirklich niemand von uns erwarten, dass wir »die Zähne zusammenbeißen« und so tun, als sei wieder alles wie immer, wo sich in unserem Innern noch kaum etwas so anfühlt wie »wie immer«. Wenn die anderen uns nicht genug Zeit geben für die Rückkehr in den Alltag, müssen wir sie uns eben nehmen, basta. Und zwar am besten mit professioneller Unterstützung.

Nicht ohne meinen Therapeuten!

In Frankreich geht man bereits dazu über, psychologische Betreuung in die regulären Nachsorgeprogramme zu integrieren. Dort hat sich die Erkenntnis durchgesetzt, dass Erkrankte nach Behandlungsende verstärkt depressionsgefährdet sind und emotional aufgefangen werden sollten, schon allein dem Immunsystem zuliebe.

In Deutschland ist die Lage anders. Was allerdings kaum auf eine stärkere Resilienz deutscher Krebspatienten zurückzuführen ist, sondern in erster Linie darauf, dass deutsche Krankenkassen so demonstrativ schlecht bei Kasse sind. Immerhin kann auch hierzulande jeder, der mit einem Nachwirkungsdurchhänger zu kämpfen hat, therapeutische Unterstützung beantragen und sie auch recht flott erhalten. Vorausgesetzt natürlich, die Person wohnt nicht gerade auf dem platten Land, wo Therapeuten so selten sind wie Kokospalmen und die Wartelisten entsprechend lang.

Dieses Problem wollen die Krankenkassen offenbar lösen und nach englischem und niederländischem Vorbild zukünftig verstärkt Online-Therapien anbieten. Danke, liebe Kassen, sehr nett von euch. Nur: Was, wenn einer von uns fatal im Nachwirkungsloch festhängt, aber vor Therapiegesprächen mehr Horror hat als vor einer Woche allein im Dschungel (wie dies bei geschätzten 92 Prozent aller Männer der Fall ist)? Wenn jemand nicht »internetaffin« genug ist für eine Online-Therapie (wie dies bei geschätzten 80 Prozent aller Ü-65-Jährigen der Fall ist)? Wenn jemand keine Energie oder Zeit hat, um ein solches Angebot anzunehmen? Wenn jemand aufgrund sprachlicher oder intellektueller Schwierigkeiten gar nicht richtig begreift, dass es solche Angebote gibt und wie segensreich sie sein können?

Ziemlich viele Wenns. Die ziemlich heftige Konsequenzen haben könnten. Gesundheitliche für uns, finanzielle für euch, liebe Kassen. Da wäre es unterm Strich das Klügste, neben der physisch orientierten Nachsorge nicht nur (Online-)Therapien anzubieten, sondern gleich das gesamte Arsenal psychosomatischer Behandlungsmethoden in die gesetzlichen Routineleistungen aufzunehmen. So richtig easy zu bekommen, auf Einladung anstatt mit Antragstellenmüssen. Und inklusive Entspannungsmethoden, Biofeedback, Suggestionsverfahren, Atem-, Körper- und Kreativtherapie und was es in dem Bereich sonst noch alles gibt an vergleichsweise niedrigschwelligen Hilfsangeboten.

Zu teuer? O Mann, was für eine Milchmädchenrechnung. Dabei könnte euch sicher jeder Controller im ersten Berufsjahr vorrechnen, dass routinemäßig angebotene psychosomatische Nachsorge unterm Strich preiswerter kommt als monatelange Krankschreibungen wegen Nachwirkungsblues, Depression oder sogenannter Anpassungsstörung.

Siehe auch unter

→ Alles Psychokacke, oder was?, S. 185 ff.
→ Genuss-Mittel: Wann, wenn nicht jetzt?, S. 116 ff.

Nebenwirkungen:
Willkommen in der Geisterbahn

Ziemlich plemplem, aber trotzdem wahr: Einen nicht unbedeutenden Anteil am Horrorfaktor dieser Dreckskrankheit haben ausgerechnet die diversen Behandlungsmethoden. Das Wort allein reicht, und schon hat ausnahmslos jeder unwillkürlich glatzköpfige, ausgemergelte Elendsgestalten vor Augen. Kein Wunder, dass Dr. Google mit einschlägigen Beratungsgesuchen überflutet wird. »Nebenwirkungen Chemo« bringt es tagesaktuell auf sage und schreibe 537 000 Treffer, »Nebenwirkungen Strahlentherapie« auf 397 000 und »Nebenwirkungen Immuntherapie« immerhin auf 222 000. Die Ausführungen sind vielfältig und informativ, fallen aber erwartungsgemäß weniger beruhigend aus als erhofft. Stattdessen treibt jede längere Recherche Blutdruck, Stresspegel und Panikneigung kräftig in die Höhe, und am Ende hat man fast mehr Angst vor der Behandlung als vor der Krankheit selbst. (Weshalb es auch immer noch Leute gibt, die sich gegen jede Therapie entscheiden. Aber das ist eine andere, ziemlich traurige Geschichte.)

Angesichts der Skandalchronik der Pharmaindustrie ist es selbstverständlich vernünftiger, die Beipackzettel zu lesen, als gedanken- und bedenkenlos Pillen und Tropfen zu schlucken, nur weil sie entweder a) vom Onkel Doktor verschrieben wurden oder b) rezeptfrei erhältlich sind.

Doch das Intensivstudium der Risiken und Nebenwirkungen hat seinerseits Risiken und Nebenwirkungen. Der Genesungs- oder Linderungsfaktor, dessentwegen ein Medikament überhaupt zum Einsatz kommt, wird durch den Bedrohungsfaktor mehr oder weniger stark überdeckt. So kann es passieren, dass besonders ängstliche Zeitgenossen bereits nach der ersten Tablette sämtliche potenziell auftretenden Probleme verspüren, inklusive aller als »sehr selten (weniger als einer von 10 000 Behandelten)« kategorisierten Nebenwirkungen. Das ist dann echt schlimm. Denn die Kombination aus Krankheit und Medikamentenphobie ist ein Käfig, aus dem es kaum ein Entkommen gibt.

Je mehr Angst, desto mehr Nebenwirkungen

Nun sind in unserem Fall die Nebenwirkungen je nach Behandlung ziemlich heftig. Die Lage ist ernst, also sind hochpotente Mittel angesagt. Domestos statt Globuli, sozusagen. Globuli haben keine Nebenwirkungen, aber sie können eben auch nicht so viel wegputzen. Dann lieber Domestos, finde ich jedenfalls. Denn die Nebenwirkungen eines bösen Zellhaufens sind langfristig übler als die Nebenwirkungen, die bei seiner Beseitigung anfallen.

Zumal viele davon nicht grundsätzlich auftreten, sondern »nur« auftreten können. Und das obendrein innerhalb eines großen Spektrums. Nehmen wir nur die berühmte »Übelkeit«, die im Beipackzettel zahlreicher Medikamente aufgeführt ist. Sie umfasst vieles von Bauchgrummeln bis Brechreiz, aber Letzteres ist nur das Extrem am Ende der Skala. Allerdings ist die Angst manchmal stärker als strikt faktenorientierte Vernunft. Wie sagte ein Onkologe in meinem Beisein in verzweifelter Offenheit zu einer Patientin: »Ihnen würde sogar schlecht werden, wenn in Ihren Infusionsbeuteln nichts als Kochsalzlösung wäre ...«

Nicht nett, nein. Aber auch nicht aus der Luft gegriffen. Ob und wie stark Nebenwirkungen auftreten, hängt nämlich nicht nur vom Zusammentreffen zwischen Medikament und individueller körperlicher Verfasstheit ab, sondern nachweislich auch von der subjektiven Wahrnehmung. (Das glauben Sie nicht? Einfach mal »Nocebo-Effekt« googeln!) Insbesondere bei »weichen« Symptomen wie Übelkeit, Müdigkeit, Appetitlosigkeit, Schwindel, Nervosität. Wer seinen Körper eh schon furchtsam auf dergleichen abtastet, wird höchstwahrscheinlich eher fündig als Leute, die den Beipackzettel gar nicht erst lesen.

Das mag leichtsinnig scheinen – so viele Gefahren! Die muss man doch kennen! Aber für uns ist das durchaus eine vernünftige Option. Wer alle drohenden Nebenwirkungen kennt, weiß zwar mehr. Glücklicher oder wenigstens entspannter wird er deshalb aber nicht sein, eher im Gegenteil. Schließlich sind die Behandlungsoptionen ziemlich begrenzt. Es sei denn, man entscheidet sich gleich für eine »sanfte« Alternativtherapie, die aber unterm Strich ebenfalls Nebenwirkungen zeitigen kann. Im schlimmsten Fall sogar schlimmere.

Genau deshalb habe ich mir die Lektüre von Beipackzetteln, Erfahrungsberichten und Dr. Googles gesammelten Infos schlicht und ergreifend geschenkt. Aus Bammel natürlich, logo. Aber auch aus Selbstschutz: Nebenwirkungsrecherche war für mich angesichts der Gesamtlage ein Nebenschauplatz, der Kraft kostet, statt Klarheit nur noch mehr Verwirrung, Beunruhigung und Entscheidungsangst auslöst, fiese selbsterfüllende Prophezeiungen in Gang setzt – und somit alles andere als zielführend ist.

Also setzte ich auf volles Vertrauen zu meinen (allerdings sehr sorgsam ausgesuchten) Ärzten anstatt auf vollen Durchblick, der letztlich sowieso illusorisch ist. Was ich wissen wollte, haben die Ärzte mir erklärt. Ihre Erläuterungen waren vermutlich teilweise lückenhaft, subjektiv, womöglich nicht auf dem allerneuesten Forschungsstand, vielleicht sonst wie zweifelhaft – ich hab's nie erfahren, weil ich ihre Ausführungen aus Prinzip nie mit denen von Dr. Google verglichen habe. Kann schon sein, dass das leichtsinnig war. Aber in der Lage muss jeder selbst entscheiden, welcher Weg der beste ist. Für mich war das der richtige Weg. Schlicht ein Mega-Stressfaktor weniger.

Siehe auch unter

→ Dr. Google, Risiken und Nebenwirkungen, S. 94 ff.
→ Der böse K: Kollektiver Horror vor einem Klischee, S. 146 ff.

Normalität! Das unerwartete Comeback eines unerwartet guten Gefühls

»Danke der Nachfrage, man kann nicht klagen, das Leben geht halt seinen Gang. Alles wie immer.«

Ja, ja, so klingt sie, diese Mischung aus Langeweile und leisem Überdruss, mit der typischerweise über ein als ereignislos empfundenes Dasein räsoniert wird.

Jedenfalls bis dieses ereignislose Dasein abrupt vorbei ist. Erst wenn eine einschlägige Diagnose die Sirenen aufheulen lässt und sämtliche Gewissheiten und Selbstverständlichkeiten innerhalb von Sekundenbruchteilen zu Staub zerfallen, offenbart sich der wahre Wert der Normalität. So unspektakulär sie auch daherkommen mag – sie bringt Stabilität ins Leben, Halt und Struktur. Also genau das, was unsereins mitten im Chaos des Katastrophenalarms am meisten vermisst und am dringendsten herbeisehnt. Jahrelang war sie einfach da. Aber jetzt ist sie weg, und es zeigt sich: von wegen »stinknormal«. Normalität ist die kleine Schwester vom Glück.

Eine Lektion fürs Leben.

Und das geht bekanntlich einfach weiter, trotz Katastrophenalarms und Sirengeheuls. Niemand kann monatelang durchgehend auf Alarmstufe Rot leben, auch wenn der Schock noch so groß ist. Schon allein deshalb, weil die Daueranspannung viel zu viel Kraft kostet. Die einfach irgendwann weg ist.

Klingt nach Ende der Fahnenstange. Ist aber de facto der Anfang vom Ende des Tunnels. Der Behandlungsparcours dauert nämlich so lange, dass der Ausnahmezustand allmählich einer neuen Normalität weicht. »Die normative Kraft des Faktischen« nennt man das, vulgo: Man gewöhnt sich an alles. Gegebenenfalls gezwungenermaßen. Und so kommt es, dass sich selbst nach dem größten Absturz mit der Zeit wieder eine Art Alltag herausbildet. Zugegebenermaßen ein extrem gewöhnungsbedürftiger Alltag, denn auf diese Krankheit und ihre Konsequenzen ist niemand auch nur im Entferntesten vorbereitet. (Was ein Teil des grundlegenden K-Problems ist, aber das nur am Rande.) Jobverlust, Unfall, Altersarmut, Jahrhunderthochwasser – aber Krebs? O Gott. Der Horror.

So die gängigen Spontanreaktionen. Aber nur, bis es einen tatsächlich erwischt. Dann wird der Horror plötzlich Realität. Der erste Behandlungsschritt steht an, da müssen wir durch, je nach Verfassung mehr oder weniger starr vor Panik, ein Abgrund tut sich auf, Fallen oder Springen, Augen zu und ...

... durch.

Überstanden. Zumindest fürs Erste. Aber danach auch fürs Zweite und fürs Dritte auch. Und irgendwann habe zumindest ich erstaunt festgestellt, dass ich diesen »Horror« entgegen allen Befürchtungen schon ein gutes Stück weit überlebt hatte.

Schockzustand, vom Alltag entschärft

Krankenhaus, Operation, Medikamente, Untersuchungen, Chemo, Strahlung – allmählich schrumpften selbst die größten Schreckensvisionen auf ein überschaubares Format.

Überschau- und damit überstehbar. Und das sogar bei einer chronischen Panikerin wie mir. Ehrlich, ich schwör's! Und dieses Wunder war mitnichten auf eine himmlische Erscheinung oder plötzlich einsetzende Altersweisheit zurückzuführen (schön wär's). Sondern allein auf die Macht der Routine. Ich machte dieselbe Erfahrung, die auch Opfer von Wirbelstürmen, Erdbeben und Überschwemmungen machen: Selbst nach der größten Katastrophe entsteht tatsächlich eine Art Normalität. Nicht mehr die alte, die ist unwiederbringlich verloren. Aber mit der Zeit bildet sich ein neuer Alltag heraus, eine neue Struktur. Und an der kann man sich durch diese Lebenssituation hangeln, auch wenn vom alten Leben sonst nicht mehr viel übrig ist.

Anders ausgedrückt: Im Laufe dieser extrem gewöhnungsbedürftigen Behandlung hatte ich mich allmählich an sie ... gewöhnt.

Schon allein, weil mir nichts anderes übrig blieb. Okay, hemmungsloses Hadern mit meinem grausamen Schicksal war auch eine naheliegende Option. Aber nicht sonderlich zielführend, wie selbst mir recht schnell dämmerte. Dann schon lieber weiterhangeln. Irgendwann ermattet auch das heftigste Adrenalindauerbombardement, und der »Horror« wird Alltag. Vielleicht nur ein Stück weit, aber auch das ist schon ein ziemlicher Gewinn. Der einem hilft, auch noch den Rest des Parcours zu überstehen.

Auf alle Fälle ist dieser Alltag – Achtung, jetzt kommt's! – aller Wahrscheinlichkeit nach besser als erwartet. Krebsveteranen stellen rückblickend häufig fest, dass es in der Hölle auch überraschend viele schöne Tage gab. Indem sich eine neue Normalität etabliert, setzt nämlich eine allseitige Entkrampfung ein. Die wiederum ist die Basis für einen Haufen

Wohltaten, die nach der Diagnose für immer aus und vorbei schienen: Genüsse. Freuden. Glücksmomente. Allesamt immer noch zu haben. Zwar voraussichtlich im Wechsel mit diversen Durchhängern. Auch mit ausgesprochen heftigen Durchhängern (sonst wäre der böse K schließlich auch nicht übler als ein Durchschnittsleben). Aber immer noch tausendmal besser als gar kein Lichtblick.

Wobei die Empfänglichkeit für Lichtblicke aller Art ehrlicherweise sehr tagesformabhängig ist. Manchmal sogar stundenformabhängig. Und das gilt nicht nur für uns, sondern noch mehr für unsere Lieben. Wenn die immer noch oder schon wieder voll auf Endzeitstimmung sind, mit nassen Augen und bedrücktem Betroffenheitssprech, kommt unsere mühsam aufgebaute Krisennormalität gleich wieder ins Wanken. Dito bei echten (kommt leider vor) oder vermuteten (kommt leider noch wesentlich öfter vor) Komplikationen. Wenn da noch obendrein jemand aus der Endzeitfraktion meint, er müsse uns bemitleiden und betüddeln wie ein Ebola-Opfer, ist der Anlauf zum Schreikrampf manchmal ziemlich kurz.

Doch mit der Zeit – und davon vergeht nun mal reichlich – setzt sich zumindest phasenweise ein gewisser Gewöhnungsfaktor durch. Und in solchen Phasen ist es unfassbar erfrischend zu merken, dass der böse K nicht mehr permanent das gesamte Gehirn tyrannisiert, sondern mir nichts, dir nichts zwischendurch einfach verschwindet. Zumindest zeitweise verdrängt von wonnevollen Alltagsproblemen wie der Suche nach der weltbesten Augencreme oder dem Tabellenstand von Borussia Dortmund.

Siehe auch unter

→ *Krebskonversation leicht gemacht*, S. 157 ff.

→ *Verdrängung, ja bitte!*, S. 219 ff.

Alles Psychokacke, oder was?

Der böse K attackiert nicht nur den Körper, sondern auch die Seele. Die Folge sind Schlafstörungen, Ängste, Panik, Apathie im Wechsel mit aufschäumender Aggression oder Niedergeschlagenheit. Bereits fortgesetzte Schlaflosigkeit ist ein Energiekiller der Extraklasse, von den ganzen anderen Symptomen des Seelenaufruhrs ganz zu schweigen. Da sind die Hilfsmaßnahmen aus dem großen Psycho-Verbandskasten eigentlich ein echter Segen. Psychologen, Psychiater, Psychoonkologen, Psychopharmaka – ein wirklich großartiges, ausnahmsweise auch großzügiges Angebot der Krankenkassen. Nur dass es leider immer noch nicht selbstverständlich angenommen wird. Offenbar sind manche Vorurteile einfach nicht kleinzukriegen: »Psychopharmaka machen süchtig«, »Ich will nicht sediert sein«, »So bekloppt bin ich nun auch wieder nicht ...«, »Ich hab keine Lust, mir ausgerechnet jetzt von so einem Typen mein Leben auseinanderpflücken zu lassen ...«.

Und so weiter und so weiter. Klingt alles irgendwie nachvollziehbar. Ist aber trotzdem unter unseren Umständen vollkommener Blödsinn, sorry. Dreckskrankheit plus Seelenaufruhr – das kann kaum jemand von uns ganz allein stemmen. Zumindest nicht so elend lange, wie die ganze Behandlung dauert. Da ist es weder Schmach noch Schande, sich Hilfe zu holen. Spätestens wenn sich abzeichnet, dass der Akku demnächst leer ist, aber am besten gleich von Anfang an, damit die Kraftreserven länger halten und man einschlägige Medikamente und/oder einen Therapieplatz an der Hand hat, sobald man sie braucht.

Die Psychokacke ist also in Wirklichkeit ein Rettungsfloß. Denn wenn wir dem Seelenaufruhr nichts Handfestes entgegenzusetzen haben, wird er uns voraussichtlich unser kostbares Restleben versauen. Nicht permanent, nein, das nicht – aber spätestens dann, wenn's irgendwo im Körper ziept und zwickt. (Was leider deutlich häufiger passiert, als unsereins es gebrauchen kann.) In solchen Situationen vermutet jeder Krebsveteran unwillkürlich: »O Gott, mich hat's wieder erwischt!« Jeder grippetypische Gliederschmerz wird uns zum ersten Anzeichen von Knochenmetastasen, jede Magen-Darm-Grippe zum Beweis für den Angriff böser Zellen auf unseren Verdauungstrakt. Viele von uns könnten prima Drehbuchschreiber für medizinische Horrorfilme werden.

Was allerdings in unserer Lage ziemlich kontraproduktiv ist. Dann schon lieber Beruhigungsmittel schlucken und beim Therapeuten professionelle Hilfe bekommen. Wer eine Lungenentzündung hat, wird schließlich auch nicht aus Angst vor Nebenwirkungen Antibiotika verweigern. Und nach einem Beinbruch hört man kaum jemanden sagen, dass er auf eine Krücke verzichtet, weil er schulmedizinische Hilfsmittel generell ablehnt. Psychopharmaka und Therapien sind aber genau das: hochwirksame medizinische Hilfsmittel in einer höchst belastenden Lebenssituation.

Beruhigungsmittel

Ja, ja, ist ja gut: Beruhigungsmittel können womöglich irgendwann süchtig machen. Na und? Spielt es jetzt eine Rolle, ob es in ein paar Jahren tatsächlich so weit kommt? Während der gesamten Behandlung zählt zunächst nur eines – sie möglichst gelassen zu überstehen. In jedem Nebenwirkungsvergleich würden chronische Angstzustände bedeutend schlechter abschneiden als die Folgen von vorübergehend eingenommenen Einschlafhilfen und Nervenstärkern. Nur dass viele medizinisch halbgebildete Zeitgenossen da ganz anderer Meinung sind. Und keine Sekunde zögern, uns die ihre lauthals zu verkünden. Die Nebenwirkungsspezialisten zählen uns detailliert alle Risiken auf, von Mundtrockenheit und Gewichtszunahme über Leberschäden bis Persönlichkeitsveränderung und Suchtgefahr. Und das sind Peanuts gegenüber den Geschützen, die die Hobbypsychologen so auffahren: »Leben ist nicht nur Freude, sondern nun mal auch Leid. Also kannst du dich doch nicht einfach so wegsedieren, du musst da hindurchgehen, dir die Gefühle anschauen, die da hochkommen. Psychopharmaka machen unterm Strich nur alles schlimmer. Du musst immer mehr von dem Teufelszeug nehmen, damit sie überhaupt noch was bringen, dabei heilen sie noch nicht mal wirklich, sie sind nur eine jämmerliche Psychokrücke ...«

Ein Witz, wenn's nicht so zum Heulen wäre: Antiangstmittel sind nach wie vor Angstmacher. Und obendrein lösen sie massive Schamgefühle aus, denn wer zu solchen Mitteln greift, ist ja wohl eindeutig nicht in der Lage, seine Probleme selbst zu lösen.

Nun gehören Persönlichkeitsveränderungen und Suchtgefahr nicht zu den *Top Ten* drohender Gefahren, wenn die Diagnose einmal zugeschlagen hat. Und der Anspruch, dieses Problem selbst zu lösen, ist zwar ehrenwert, aber die reinste Selbstüberforderung. Trotzdem sind Angst und Scham bei einigen von uns so übermächtig, dass sie selbst in der tiefsten K-Krise auf pharmazeutischen Seelenbeistand verzichten und sich lieber tapfer die Nächte um die Ohren schlagen. *What a Schmarrn.*

Fakt ist: Psychopharmaka sind Medikamente mit Nebenwirkungen. Genau wie Antibiotika werden sie nur verschrieben, wenn ihr Einsatz sinnvoll ist. Da liegt sogar Dr. Google ausnahmsweise voll auf Linie. Denn er bestätigt, dass Panik und Depressionen für Körper und Seele langfristig eine heiklere Angelegenheit sind als mittelfristig ein paar Beruhigungsmittel. Mittelfristig, genau. Niemand redet von Dauersedierung bis zum pharmaziebedröhnten Ende. Wenn der Behandlungsparcours überstanden ist und die Seelenlage etwas stabiler wird, kann man sich an den Einstieg zum Ausstieg machen. Der wiederum funktioniert entgegen anderslautender Behauptungen wunderbar, wenn man die Medikamente ausschleicht, sich also genug Zeit damit lässt und die Dosis über Wochen schrittchenweise reduziert.

Trotzdem können Sie sich zur regelmäßigen Einnahme solcher Medikamente nicht durchringen? Falls Ihre Haltung auf Selbstbewusstsein und seelischer Stabilität beruht – Glückwunsch! Das ist toll und natürlich besser als Medikamente. Allerdings ist längst nicht jeder in ausreichendem Umfang mit diesen beiden Qualitäten ausgestattet.

Doch falls Ihr Verzicht auf Angst und Scham zurückzuführen ist, sollten Sie wenigstens die Alternativen ausprobieren, die der Psychoverbandskasten sonst noch bereithält. Etwa diese schnell wirksamen Plättchen, die man bei akuten Angst-anfällen unter die Zunge legt und die den Blutdruck so in ge-rade mal zehn Minuten von gefühlt herzinfarktverdächtigen Werten wieder in den Normalbereich bringen. Diese Dinger gehören für unsereins in jede Hand-bzw. Jackentasche. Man muss sie ja nicht nehmen – aber es ist schon eine nervliche Beruhigung, sie dabeizuhaben, für alle Fälle.

Und für Pharma-Vollverweigerer gibt es auch pflanzliche Beruhigungsmittel, zum Beispiel extrahoch dosiertes Johan-niskraut und Passionsblumenkraut. Die können allerdings bei längerer Einnahme ebenfalls ziemlich ordentliche Neben-wirkungen erzeugen. Nicht zuletzt auf die Finanzlage, denn die Kosten werden von den Kassen nicht erstattet.

Therapien

Sie kriegen schon Pickel, wenn Sie nur daran denken, schnie-fend auf der Therapeutencouch zu sitzen und einer Ihnen völlig unbekannten Person den Schlüssel zu Ihren Seelenver-liesen auszuhändigen?

Müssen Sie nicht, wenn Sie nicht wollen. Niemand muss 25 Stunden Gesprächs- oder Verhaltenstherapie hinter sich bringen, um Halt, Stütze und Beruhigungsmittel zu bekom-men. Es gibt in dem Bereich viele verschiedene Hilfsangebote (übrigens auch für unsere Lieben!), allein oder in der Gruppe, regelmäßig getaktet oder nach Bedarf, kurz-, mittel- oder langfristig, mit Reden oder ohne Reden (Kunsttherapie, Ent-spannungsverfahren).

Obendrein gibt's ein Recht auf Probestunden, damit beide Seiten testen können, ob die Chemie stimmt. Und die Therapie darf abgebrochen werden. Aber dann wären wir wieder beim Stichwort »vollkommener Blödsinn«. Denn in diesen ganzen Wirren und Wallungen ist eine professionelle Gesprächspartnerin Gold wert. Sie ist schließlich ausgebildete Spezialistin für Seelenkrisen aller Art. Und daher

- **ein geduldiger Trostspender**, was auf den ersten Blick als »nix Besonderes« rüberkommen mag, aber zumindest einen Teil unseres Umfelds deutlich überfordert;
- **ein hervorragender Zuhörer** bei heiklen Themen, die man den Lieben daheim nie und nimmer offenbaren würde, entweder aus Scham oder um sie nicht »zu belasten«;
- **ein erfahrener Ratgeber**, der selbst für pechschwarze Durchhänger noch Anregungen und Auswege parat hat;
- ein **zuverlässiger und nervenstärkender Begleiter** nicht nur durch den Behandlungsparcours, sondern im Idealfall auch durch den Nachwirkungsblues.

Fazit:
Bloß keine Voreingenommenheit. Berührungsängste sind auch nicht angebracht. Erst mal ausprobieren.
Und danach sieht man weiter.

Siehe auch unter

→ Vorsicht, Hobbypsychologen im Anmarsch!, S. 128 ff.
→ Achtung, fertig! anstatt los: Der Nachwirkungsblues, S. 170 ff.

Ratschläge: Ernährung, Esoterik und andere Missionsgebiete

Eigentlich ist es echt süß. Denn sie wollen ja alle nur helfen. All die Menschen in unserem Umfeld, die uns in diesen schweren Stunden beistehen wollen. Sie wünschten, uns auf der Stelle wieder gesundzaubern zu können – aber weil sie das nun mal nicht können, geben sie uns wenigstens jede Menge guten Rat.

Oder was sie dafür halten.

Wegweisende Tipps, wertvolle Erfahrungen, interessante Google-Funde, neueste Erkenntnisse aus der Apotheken-Umschau, altchinesische Behandlungsmethoden, tiefenpsychologische Analyseergebnisse, wahlweise selbst erfahren oder aber aus der Hand/dem Mund diverser Experten, vom eigenen Hausarzt, der Apothekerin um die Ecke oder dem Bruder der Schwägerin eines lieben Kollegen.

Da kommt auf die Dauer eine ganze Menge Rat zusammen. Alles lieb und gut gemeint, einiges davon interessant, nützlich oder sogar genial. Aber der Rest, bei aller Liebe: einfach nur zu. Zu überholt, zu vage, zu verwirrend, zu deprimierend, zu altbekannt, zu spekulativ, zu platt, zu widersprüchlich.

Zu viel.

Den Ratgebern ist das nicht klar. Sie sehen uns in Not, wollen unbedingt helfen, schon allein, um sich nicht so verdammt hilflos zu fühlen. Doch das Einzige, das ihnen unmittelbar zur Verfügung steht, sind Wörter und Weisheiten, ein paar eigene Erfahrungen und einschlägige Gedächtnisinhalte. Also geben sie uns alles, was sie an Ratschlägen auf Lager haben. Leidenschaftlich, mitfühlend, ausführlich, mitunter sogar intensiv recherchiert. Aber ohne je auf den Gedanken zu kommen, dass auch ein Haufen anderer Leute in unserem Umfeld nichts mehr will, als uns wenigstens mit gutem Rat zu helfen. »Ich an deiner Stelle würde unbedingt eine Mistelkur machen«, »Hast du schon gehört? Brokkoli soll super gut gegen Krebs sein!«, »Sie müssen jetzt nach vorne denken«, »Im Internet gibt's ein paar echt nützliche Betroffenenforen, da solltest du regelmäßig reinschauen«, »Pilgern ist mit Sicherheit sinnvoller für Sie als Reha, glauben Sie mir«, »Ich hab gehört, die Onkologie in der Charité ist tausendmal besser als bei uns«, »Ohne regelmäßige Blutwäsche ist so eine Chemo ein ziemliches Risiko für den Körper«, »Ich kenn da eine fantastische Heilpraktikerin« ... und so weiter und so fort.

Ratschläger und Druckmacher

Da kommt bereits an einem einzigen Tag ganz schön was zusammen (vor allem gleich nach der Diagnose). Spätestens nach einer Woche brummt uns der Schädel vor lauter Geschichten, Tipps, Ermahnungen und Warnungen. Spätestens nach einem Monat macht sich in den Gehirnwindungen Erschöpfung breit, nach zwei kommt es zu ersten allergischen Reaktionen, und nach drei Monaten würden wir bei jedem Anflug von »Ich an deiner Stelle« am liebsten schreiend davonlaufen.

Schon allein aus Selbstschutz. Denn so lieb gemeint Ratschläge auch sind – sie können uns ganz gewaltig unter Druck setzen. Die Ratgeber erhoffen sich nämlich ein Feedback, am liebsten ein positives: Ratschlag befolgt, alles super! Doch solche Erfolgsmeldungen können wir ihnen nicht immer bescheren. Denn dazu regnet es zu widersprüchliche Ratschläge. Chemo – ja oder nein? Nahrungsergänzungsmittel – ja oder nein? Antidepressiva – ja oder nein?

Eher schüchterne und/oder höfliche Krebse fühlen sich da ganz schnell unter Rechtfertigungszwang, warum sie Ratschlag A von Ratgeber A nicht angenommen haben, aber brav Ratschlag B von Ratgeber B befolgten. Ratgeber A wird daraufhin Anzeichen von Bedrückung, Trauer oder sogar Kränkung (»Ich versteh schon. Du musst halt selbst wissen, was gut für dich ist ...«) zeigen. Und uns damit obendrein ein schlechtes Gewissen bescheren, das unsere Tagesform mit Sicherheit nicht verbessern wird.

Wenn es sie nicht gleich in den Keller zieht. Denn jeder nicht angenommene Ratschlag lässt ein Quäntchen Zweifel zurück: »Vielleicht hätte ich ja doch auf Ratgeber A hören sollen ...« Und schon versinken wir wieder im Chaos verzweifelter Fahndung nach eindeutigen Antworten. Die es aber nun mal in unserer Lage nicht gibt.

Was also tun mit den Ratschlagfluten? Eindämmen natürlich, wie jede Flut, die bedrohliche Ausmaße annimmt. Und zwar möglichst, bevor einem das Wasser bis zum Hals steigt und der gut gemeinte Rat Verwirrung und Verzweiflung noch mehr befeuert, anstatt sie zu vermindern.

Die meisten von uns wollen selbst in dieser existenziellen Krise die Gesetze der Höflichkeit wahren und wohlmeinende Ratgeber nicht vor den Kopf stoßen. Und das muss auch nicht sein (obwohl ein bisschen Klartext, ganz unter uns gesprochen, manchmal richtig erfrischend ist). Jedenfalls dann nicht, wenn wir trotz Diagnoseschock ein paar klare Ansagen machen:

Medizinische Ratschläge bitte nicht an mich, sondern gleich an die oder den XY. Die oder der recherchiert nämlich diese ganzen Behandlungsfragen für mich, weil mich das alles einfach zu sehr belastet.

Danke, das reicht! Ich hab mich inzwischen für Behandlung A, Heilpraktiker B, Ernährung C und Antiangststrategie D entschieden. Damit geht's mir gut, dabei bleib ich. Etwas anderes würde mich jetzt nur verunsichern.

Bitte keine Bücher, Zeitungsartikel und Internet-Links. Die sind bestimmt total interessant, doch, doch, da bin ich mir ganz sicher – aber ich pack das momentan einfach nicht, das könnt ihr bestimmt verstehen.

Ratschläge gerne, aber nur in einem bestimmten Bereich: In Sachen Immunsystem (Nahrungsergänzungsmittel / Infos gegen Übelkeit / krebsfeindliches Gemüse / etcetera pp.) weiß ich inzwischen ganz gut Bescheid, aber könntest du bitte für mich rausfinden, was es so alles an Tipps bei Strahlentherapie gibt / welche Reha für mich am besten wäre / warum die Krankenkasse diese Rechnung hier nicht erstatten will?

Natürlich bin ich für jeden Rat dankbar. Aber nur, wenn er ein Mutmacher ist.

Darüber hinaus ist vieles einfach situationsabhängig. Davon, wer (ernst zu nehmend? Quatschkopf?) wann (vor oder nach wichtigen Entscheidungen? Tagesform gerade okay oder auf Halbmast?) was (interessant? verwirrend? Plattitüde?) rät. Und davon, ganz entscheidend, wie der Ratschlag präsentiert wird. Es gibt nämlich ein paar Formen, auf die wir umgehend mit der Roten Karte reagieren dürfen:

Muss-Ratschläge. »Du musst jetzt positiv denken / stark sein / dringend einen Heilpraktiker finden / dich im Internet schlau machen / nur noch grünen Tee trinken / dich fragen, was diese Krankheit dir sagen will ...«.
Einzig sinnvolle Reaktion: »Müssen muss ich gar nix.« Wer sich nicht traut, das so klar auszusprechen, kann sanft darauf hinweisen, dass »Du-musst«-Formulierungen aus psychologischer Sicht nachweislich kontraproduktiv sind.

Als Ratschlag verkleidete Vorwürfe. »Kein Wunder, bei dem Stress, den du dir immer machst!«, »Ich hab dir immer schon gesagt, dass du zu viel trinkst«, »Sie als Fleischesser sollten endlich darüber nachdenken, Ihre Ernährung umzustellen«, »Tja, du hast ja auch jahrelang kettegeraucht ...«
Rein inhaltlich womöglich alles korrekt. Aber gerade trotzdem voll daneben.

Missionierungsversuche aller Art. Ob nun zum einzig wahren Glauben, zur einzig wahren Ernährung oder zur einzig wahren Lehre aus dieser Erkrankung.
Fazit: Ratschläge sind in unserer Situation unvermeidlich. Je nach Kontext sind sie alles Mögliche von sensationell bis absurd, vielleicht sogar beides auf einmal. Aber eines können

sie gar nicht sein: der Stein der Weisen. Sie geben Hinweise, aber nicht den einen Hinweis, der zur güldenen Richtschnur für die Genesung wird. Jeder muss seinen Weg durch diese Krankheit selbst finden, und jeder Weg ist anders. Je nach Betrachtungsweise ist das eine bittere Pille – oder aber schlichtweg erleichternd.

Siehe auch unter

→ Diagnose, die: Von der Schockstarre zum Krisenalltag, S. 89 ff.
→ Zu viel des Guten, S. 230 ff.

Rückschläge: *This shit can happen*

Rezidive und Metastasen. Zwei Wörter, die noch mehr Schrecken verbreiten als das böse K-Wort. Zumal die beiden im kollektiven Aberglauben quasi unausweichlich über uns hereinbrechen werden, wenn's uns einmal erwischt hat. Erst kommt der Krebs, dann kommt der Rückfall, dann ist man verloren, und dann ist man tot.

Das Problem an dieser todsicheren Prophezeiung: Sie wirkt so ungeheuer plausibel, und sie ist so ungeheuer fest in den Köpfen verankert.

Leider auch in unseren Köpfen.

Kein Wunder, dass Metastasen und Rezidive für uns die ultimative Katastrophe sind. Und als ob wir nicht schon genug mit unserer eigenen Angst zu tun hätten, trifft uns genau in dieser Höllenlage auch noch die geballte Panik unserer Lieben. Ein Blick in verweinte Augen genügt, um zu wissen: Wir haben ein Verfallsdatum auf der Stirn, und das ist offensichtlich abgelaufen. Woraufhin unsere Umgebung Hoffnung auf und Glauben an unsere Widerstandsfähigkeit aufgegeben hat. Niemand käme jetzt noch auf den Gedanken, uns eine Fernsehserie zu schenken, die mehr als zwei Staffeln hat. Sehr motivierend, wirklich.

Die kopflose Reaktion der anderen zwingt uns, gleich an

drei Fronten Widerstand zu leisten. Widerstand gegen die bösen Zellen im Körper, Widerstand gegen die Angst – und Widerstand gegen die ganzen Leute um uns herum, die sich schon weinend an unserem Grabe sehen, obwohl wir aktuell noch quicklebendig sind.

Falls Sie in diese Situation geraten und merken, wie die tränenumflorten Todesprognosen Ihre eisernen Reserven für Zuversicht und Überlebenswillen schwinden lassen, gibt's nur eins: ein Machtwort sprechen. Den anderen erklären, dass sie mit ihrer mangelnden Beherrschung eine schwierige Situation für Sie nur noch schwieriger machen. Das ist den Leuten nämlich gar nicht unbedingt klar. Aber wenn sie's einmal wissen, werden sie sich in Zukunft zusammenreißen. Und falls nicht, ist es völlig okay, den Kontakt mit den schlimmsten Schwarzsehern auf das absolute Minimum zu begrenzen. Oder am besten gleich zu kappen.

»Aus die Maus?« Von wegen!

Wir brauchen unsere Kräfte jetzt nämlich für ganz andere Dinge als für das Verdauen anderer Leute Schreckensvisionen. Sämtliche Erste-Hilfe-Maßnahmen, die sich beim ersten Mal als nützlich erwiesen haben, müssen wieder etabliert werden. Falls die neue Diagnose ein seelisches Sturmtief auslöst (was alles andere als überraschend wäre), können und sollten wir uns Unterstützung von Profis wie etwa Psychologen und Psychoonkologen holen.

Eine Zweitmeinung oder sogar Drittmeinung ist bei Rezidiven und Metastasen eine besonders gute Idee. Die Tatsache »drei Ärzte, drei Meinungen«, die bei der Erstdiagnose noch das Zeug dazu hat, uns vor Ungewissheit in den Wahnsinn zu treiben, kann sich hier als Vorteil erweisen. Denn ein und derselbe Befund kann zu unterschiedlichen Therapieempfehlungen und unterschiedlichen Prognosen führen. Wenn die Prognose von Facharzt Nummer zwei günstiger ausfällt als die von Facharzt Nummer eins, sollte Letztere umgehend in den mentalen Mülleimer gestopft werden, denn in der Situation ist alles Gift, was verunsichert. Und in diese Kategorie gehören nun mal alle Prognosen unterhalb der besten. Sind schließlich »nur« Prognosen und keine garantierten Zukunftsvisionen, da ist es legitim, die beste zum Maß aller kommenden Dinge zu machen.

Falls bei einem Rezidiv- oder Metastasenbefund auch die Therapieempfehlungen unterschiedlich ausfallen, sind sowieso Aufhorchen und Nachhaken angesagt. Schon allein, um nicht am Ende von einem übereifrigen Schulmediziner übertherapiert zu werden, etwa durch eine zweite Chemo, die mehr Lebensqualität kosten würde, als sie zusätzliche Lebenszeit bringt. Solche Konstellationen gibt es. Und sie sind ... einfach beschissen. Aber trotzdem kein Grund, sich ohne Aussicht auf durchschlagenden Erfolg eine weitere onkologische Radikalbehandlung anzutun. Schließlich gibt es auch **Palliativmediziner.** Die können uns – etwa durch hochwirksame Schmerztherapie – unser Leben mit der Krankheit sehr erleichtern. Und damit ganz ohne chemische Keule verlängern.

Auch wenn's ausgesprochen schwerfällt, das zu akzeptieren: Rezidive und Metastasen sind Angstmacher, mit denen wir leben lernen müssen. Allerdings werden sie nicht zwingend auftreten. Sie können passieren. Erfreulicherweise wird die Wahrscheinlichkeit im Laufe der Jahre geringer. Und ebenso erfreulicherweise genießen wir Veteranen den Schutz eines engmaschigen Nachsorgesystems. Wenn also noch mal was nachkommen sollte, wird es immerhin frühzeitig entdeckt und kann entsprechend gut behandelt werden.

Es sei denn, wir lassen die Nachsorge schleifen, aus Angst oder Nachlässigkeit oder Zeitmangel oder sonstigen Gründen, die alle eines gemein haben: Sollte es uns ihretwegen erwischen, ist es für Selbstvorwürfe zu spät. Also braucht man sich die nicht auch noch aufs Haupt zu laden.

Zumal man Rezidive und Metastasen durchaus wieder loswerden kann. Und wenn nicht oder nicht ganz, kann man auch mit ihnen noch verhältnismäßig lange und verhältnismäßig gut weiterleben. Auf alle Fälle länger und besser, als die meisten Leute (und auch wir selbst) vermuten würden.

Siehe auch unter

→ *»Austherapiert«? Vielleicht. Aber noch lange nicht am Ende, S. 55 ff.*

→ *Statistiken, Prognosen und andere Gespenster, S. 206 ff.*

Sex: Alles kann, nichts muss

Wer bei Amazon einen Ratgeber zum Thema Sexualität sucht, bekommt über 10 000 Werke zur Auswahl, plus 120 Angebote im DVD-Bereich. Trotz westlicher Freizügigkeit und der wertvollen Aufklärungsarbeit von PornHub und YouPorn ist der Informationsbedarf also offenbar nach wie vor groß. Glücklich die Menschen, die ein erfülltes Liebesleben haben. Sie sind wahrscheinlich zahlreicher, als die Massen verfügbarer Ratgeber vermuten lassen – aber unterm Strich verursacht das Thema Sex immer noch mindestens so viel Unsicherheit, um nicht zu sagen: Unbehagen, wie Genuss.

Und das gilt schon für gesunde Zeitgenossen mit den üblichen Hemmungen (zu dick, zu faltig, zu hässlich, zu klein, zu trocken, zu verkrampft, zu ungeschickt etc. pp.). Wenn zu diesen teilweise gewaltigen Hindernissen noch diese Dreckskrankheit kommt, dann kann's in der Kiste richtig problematisch werden. Operationen machen Sex oft zum Ding der Unmöglichkeit. Und zwar so lange, bis Nähte verheilt sind und man sich in seinem malträtierten Körper wenigstens wieder ein winziges bisschen daheim fühlt.

Dazu kommen heftige Medikamente, die die Libido verstören (etwa durch eine massive Veränderung des Geruchssinns) oder lähmen. Sofern die nicht schon angesichts des geballten K-Horrors kampflos das Feld geräumt hat. Wen wundert's: Zytostatika sind nicht gerade für ihre aphrodisierende Wirkung bekannt, und Angst ist einer der größten Lustkiller überhaupt.

Unter diesen Umständen ist es für uns das Beste, sich schlicht von der eigenen Tagesform überraschen zu lassen. Denn die lässt trotz alledem durchaus immer mal wieder Gelüste sprießen. Okay, manchmal braucht es ein bisschen Erfindungsreichtum, um die umständehalber anfallenden Hemmungen zu überwinden (bei meinem ersten Mal mit Glatze trug ich meine Norwegermütze mit den drei Bommeln, und mein Liebster musste zusätzlich eine Maske tragen für den Fall, dass mir die Mütze vom Kopf rutscht). Aber dann ... ein sensationelles Gefühl mitten in dieser ganzen Misere!

Der Libido wird also durch den bösen K nicht automatisch der Garaus gemacht. Das ist doch eine beruhigende Nachricht, oder etwa nicht? Aber sie meldet sich wahrscheinlich seltener zu Wort. Was voll okay ist – und zwar sowohl für uns als auch für unsere Partner. Denen verschlägt es in der Situation oft ebenfalls die Lust, und sie brauchen genauso Zeit wie wir, um sich an den neuen Ist-Zustand zu gewöhnen.

Männerdramen von Nullwachstum bis Überdruck

Manchmal brauchen unsere Liebsten viel, manchmal elend bis ewig viel Zeit. Es gehört zu den traurigen Fakten über Krebs, dass er Beziehungen den Todesstoß versetzen kann. Rückblickend betrachtet, waren die in der Regel schon vorher nicht unbedingt die besten. Auch kein Trost, klar, aber das

Wissen darum kann einem wenigstens die Schuldgefühle ersparen, die sonst unweigerlich die Seele verheeren.

Apropos: Immer wieder hört man von Veteraninnen, dass sie sich mit einem mindestens genauso schuldgefühlintensiven Phänomen konfrontiert fühlten – dass nämlich ihre Partner noch in schwärzesten Stunden eine unerschütterliche Potenz an·den Tag legten. Und auf krankheitsbedingte Zurückweisung nicht etwa verständnisvoll reagierten, sondern pottsauer.

Die armen Kerle. So ein schöner Ständer, und den wollen wir einfach so stehen lassen? Sie können's nicht fassen. Und wir können nicht fassen, wie schnell unser liebender Lebensgefährte sich in eine beleidigte Leberwurst verwandelt, wenn er nicht kriegt, wonach ihm gerade ist.

Doch weil Frauen nun mal so sind, wie sie sind, reagieren sie darauf gerne mit Selbstvorwürfen. Die sie gerade so dringend brauchen wie ... na ja, wie einen Ständer eben.

Zenartige Gelassenheit wäre bedeutend besser, ist jedoch in der Lage leider meistens schon seit Längerem aus. Wir können sie uns aber zumindest auf dem Sexsektor ein Stück weit wieder holen. Indem wir uns mantramäßig immer wieder zumurmeln, dass es gerade mal ausnahmsweise nicht um diesen armen Kerl und seinen Überdruck geht. Das ist nämlich ein verhältnismäßig harmloses Leiden im Vergleich zu dem, das uns gerade bis in die Grundfesten erschüttert. Da geht unsere Befindlichkeit vor, basta. Und zwar genau so lange, wie sie braucht, um sich wieder zu bekrabbeln.

Sollte die eine oder andere beleidigte Leberwurst diesen Sachverhalt nicht verstehen, wenn frau ihn diplomatisch verbrämt zur Sprache bringt, dann darf's auch mal ein gepflegter, ganz und gar gewissenloser Wutanfall sein. In dem dunklen Loch, in dem wir hocken, tut der unglaublich gut: Wir können mal ordentlich Dampf ablassen, und der Liebste kommt wieder auf den Teppich.

Sexstress? Lieber Therapie als Trennungsschmerz

Wenn Sex dauerhaft zum Stressfaktor wird, wenn die Atmosphäre schwer und klebrig wird vor lauter gebrüllten, gemaulten, versteckten und (Achtung, jetzt kommt ein Klassiker) unausgesprochenen Vorwürfen – dann ist professionelle Hilfe angesagt. Und zwar durch einen Therapeuten, genau. Jemanden vom Fach zurate zu ziehen, ist keine Schande, kein Armutszeugnis, kein Beweis für emotionale Unfähigkeit, kein Eingeständnis des Scheiterns, und peinlich ist es erst recht nicht. Es ist einzig und allein klug. Sexualität ist schon für viele gesunde Normalos ein heikles Thema. Da ist es naiv zu glauben, wir könnten neben unserer K-Krise wie selbstverständlich auch eine massive Sexkrise stemmen. Wir haben genug damit zu tun, Tag für Tag ausreichend Zuversicht zusammenzukratzen, da ist eine komplizierte Beziehungsrettungsmission ein viel zu hoch gestecktes Ziel.

Hoch gesteckt – aber wichtig. Trennungsschmerz sollten wir nun wirklich auf keinen Fall obendrein verkraften müssen. Dann schon lieber sich einen Ruck geben und einen Fachmann oder eine Fachfrau ins Vertrauen ziehen. Diese Leute können sehr gut zuhören, das allein ist schon eine Wohltat. Und sie sind immer, wirklich immer, gut für einen oft verblüffend simplen Rat. Das sind halt Profis. Und wann sollte man die aufsuchen, wenn nicht jetzt?

Siehe auch unter

→ Hinterm Haarausfall geht's weiter, S. 125 ff.

→ Tagesform: Aprilhaft mit Sturmböen, S. 212 ff.

Statistiken, Prognosen und andere Gespenster

Um es gleich vorwegzunehmen: Ich hasse diese ganzen Berechnungen. Für mich sind sie unser größter Feind, fast schlimmer als die bösen Zellen selbst. Wenn der Einzelfall und die Zahlen es hergeben, können sie zwar wie eine Erlösung sein. Das fühlt sich an wie die Umwandlung eines Todesurteils in eine Bewährungsstrafe. Aber dummerweise sind die Zahlen selten so eindeutig. Und das liegt nicht nur an der Diagnose. Sondern in erster Linie an den Ärzten und dem, was sie alles mit der geballten Expertise eines frisch gestärkten Weißkittels verkünden.

Dabei sind die Verkündungen der Weißkittel kein göttliches Verdikt. Ihre wissenschaftliche Präzision und Vorhersagekraft ähneln eher dem Wetterbericht für die kommende Woche. Und genau so sollten wir auch damit umgehen: den besten aussuchen und im Übrigen zur Tagesordnung übergehen.

Ehrlicherweise musste ich mir diese Abgeklärtheit in Sachen Prognosen hart erarbeiten. Für mich hatten im Laufe der Zeit fünf Ärzte fünf verschiedene davon im Angebot: 1) Ihr Krebs ist wie ein Lottogewinn, wenn man den behandelt, kommt er aller Wahrscheinlichkeit nach nicht wieder. 2) Bei Ihrer Diagnose haben Sie ein Rückfallrisiko von mindestens 25 Prozent. 3) Wenn nach mehr als fünf Jahren noch etwas kommt, ist das ein neuer Krebs, der mit der Ersterkrankung nichts zu tun hat. 4) Bei Brustkrebs gibt es Spätrezidive. 5) Krebs ist nun mal eine unheilbare Krankheit.

Geht's noch? Muss man euch alle erst in eine psychologische Zwangsfortbildung schicken, damit ihr kapiert, was ihr anrichtet, wenn ihr uns solche apodiktischen Urteile präsentiert? Ihr seid doch die Wissenschaftler, nicht wir! Ihr wisst, was alle Wissenschaftler wissen, weil sie es nämlich schon im Grundstudium eingebläut bekommen: Die Aussagekraft von Statistiken ist begrenzt. Warum, verdammt noch mal, könnt ihr uns das nicht standardmäßig erklären, wenn ihr euch, (gefragt oder schlimmer noch ungefragt) über unsere »statistische Überlebenswahrscheinlichkeit« auslasst?

Okay, okay, mir ist natürlich bewusst, dass es tatsächlich auch tiefschwarze Diagnosen gibt. Niemand verlangt von euch, die systematisch zu verharmlosen. Aber ein bisschen mehr Differenziertheit, die kann doch nicht so schwierig sein, oder? Vergesst nicht, die meisten von uns sind *keine* Wissenschaftler. Wir sind – vor allem gleich nach der Diagnose, aber häufig unser gesamtes Restleben lang – nur ein paar voll verängstigte Figuren, die an nichts anderes denken können als an den drohenden Tod.

Für uns ist zunächst jede Diagnose tiefschwarz; das liegt am Kollektivhorror vor dem bösen K. Wir müssen erst mühsam begreifen, dass diese Krankheit nun wirklich nicht automatisch ein Todesurteil ist. Dass sie es de facto sogar immer seltener ist, dem medizinischen Fortschritt und den Früherkennungsprogrammen sei Dank. Dass es zwar tiefschwarze, aber viel häufiger mittel- bis lichtgraue Befunde gibt. Je nach Sachlage sogar silbergraue: Behandlung abgeschlossen, Fall erledigt.

Noch mal zum Mitschreiben: Wenn ihr es nicht mit eurer Interpretation der Fakten vereinbaren könnt, eine eindeutig positive Prognose zu verkünden – dann klärt eure Patienten doch bitte gleich über die Relativität jeder Statistik auf. So viel Zeit muss einfach drin sein. Auch für Kassenpatienten. Im Folgenden ein paar wertvolle Anregungen für die erforderliche Aufklärungsarbeit.

Statistiken: Mythos und Wahrheit

Sie kennen sicher das Lieblings-Bonmot der Statistiker: »Ich traue keiner Statistik, die ich nicht selbst gefälscht habe.« Die Jungs wissen genau, was sie da sagen. Und jeder halbwegs aufmerksame Zeitgenosse weiß das auch: Mit Statistiken lässt sich alles beweisen – einschließlich des Gegenteils. Sie basieren nicht selten auf fragwürdigen Erhebungen und Methoden, manchmal sind sie sogar nicht mehr als wissenschaftlich verpackte Produktwerbung. Und auf alle Fälle haben sie, was das eigene Leben betrifft, nicht mehr Aussagekraft als ein kataraktgetrübter Blick in eine Kristallkugel.

Denn letztlich entspringen nahezu alle verfügbaren Statistiken und Prognosen der westlichen Schulmedizin, und dass die nicht zwangsläufig der Stein der Weisen ist, darf inzwischen als bekannt vorausgesetzt werden. Es handelt sich, sachlich betrachtet, um nicht mehr als ein paar dürftige Datensätze, mit denen sich die unzähligen Aspekte, die ein einzelnes Leben ausmachen, allerhöchstens ansatzweise erfassen lassen. Als da vor allem wären: Familienhintergrund, Freundeskreis, finanzielle und seelische Großwetterlage, Hobbys und Interessen, Bildung und Herzensbildung, allgemeiner Gesundheitszustand, genetische und epigenetische Prädisposition.

Kein Wunder, dass jeder von uns mindestens einen Menschen kennt, der trotz schachtelweiser Quarzerei noch im hohen Alter kerngesund ist / vor Jahren Krebs hatte und ihn prima überstanden hat / schon seit Jahren Krebs hat und gegen jede Prognose immer weiterlebt. Was aber so gut wie niemanden von uns davor bewahrt, sämtliche Werte, die die Onkologen uns mit göttergleicher Selbstgewissheit präsentieren, panikerfüllt als Berechnungsgrundlage für die statistische Dauer unseres Restlebens zu verwenden.

Je nach Diagnose und Lebenssituation können solche Berechnungen eine riesige Erleichterung auslösen. Aber sobald die verfügbaren Zahlen weniger als eindeutig sind, albträumt man sofort, dass der Sensenmann schon in der Tür steht.

Die Zahlen sind aber leider des Öfteren weniger als eindeutig. Oder sie weichen je nach konsultierter Koryphäe verwirrend stark voneinander ab. Oder es hagelt eindrucksvolle Prozentzahlen – gerne, um uns zu einer experimentellen Behandlungsmethode zu überreden, deren Nutzen noch unbewiesen ist –, die in realen Zahlen ziemlich mickrig wirken. Oder der behandelnde Arzt gehört zu den psychologisch mindergebildeten Vertretern seines Fachs und doziert pflichtbewusst, aber trotzdem voll daneben über die Unterschiede zwischen fünf- und zehnjähriger Überlebenswahrscheinlichkeit, Spätrezidive, Metastasengefahren und Krebs als unheilbarer Krankheit.

Wenn man an so ein Exemplar gerät, möchte man sich am liebsten gleich die Kugel geben. Oder ihm. Doch da das leider auch keine Lösung für das zugrunde liegende Problem ist, bleibt uns nichts anderes übrig, als aus reinem Selbstschutz die Ohren auf Durchzug zu stellen, wenn mal wieder jemand meint, uns eine Krebsprognose zum Besten geben zu müssen, die weniger als hundertprozentig ermutigend ist. Denn zu unserer Gesundung trägt sie nicht die Bohne bei, aber unserer Zuversicht kann sie einen ziemlichen Schlag versetzen. Und den können wir gerade gar nicht gebrauchen.

Notausgang »Normabweichung«

Nach Kräften weggehört, aber trotzdem eine Prognose mitbekommen, die nun die Gehirnwindungen terrorisiert? – Das ist jedem von uns schon mindestens einmal passiert. Bereits ein zufälliger Blick in die Zeitung, beim Zappen zufällig aufgeschnappter Expertentalk, ein Surfklick zu viel, und schon ist es zu spät. Gerade für JungveteranInnen im Nachwirkungsdurchhänger liegen bei so etwas gleich die Nerven blank, womöglich wochenlang. Aber auch noch zwölf Jahre »danach« können die Knie wieder anfangen zu schlottern, wie ich aus eigener Erfahrung weiß. Gott sei Dank habe ich inzwischen ein Gegenmittel gefunden, das auch dann noch hilft, wenn ich es ausnahmsweise nicht schaffe, mir vor Augen zu führen, dass Statistiken kein amtliches Todesurteil sind: Ich lasse die Gauß'sche Glockenkurve gegen sie antreten. Das ist, auf dem Niveau von Mathenieten wie mir erklärt, eine Methode zur Erfassung und Darstellung der ganzen »Normabweichungen«, die ausnahmslos jede Statistik aufweist. Und diese »Normabweichung«, die kann für unsereins glatt zum Notausgang aus der Todesurteilpanik werden. Denn sie bedeutet: Kann schon sein, dass es uns so ergehen wird, wie von der Statistik prognostiziert.
Kann aber auch nicht sein.

Den Tipp mit der Gauß'schen Glockenkurve habe ich übrigens vom Schriftsteller Wolfgang Herrndorf. Der hatte ein Glioblastom und die Prognose »sechs Monate«. Er hat sie um sagenhafte dreieinhalb Jahre überlebt.

Siehe auch unter

→ *Ärzte und wie man sie überlebt, S. 38 ff.*

→ *Rückschläge: This shit can happen, S. 127 ff.*

Tagesform: Aprilhaft mit Sturmböen

Stimmungsschwankungen werden immer so hübsch als »Wechselbad der Gefühle« beschrieben. Oder als »emotionale Achterbahnfahrt«. Was schon etwas dramatischer formuliert ist, aber immer noch die pure Untertreibung für das, was bei uns im Gemüt alles los ist. Da schießen tiefste Verzweiflung und vollkommenes Glück wild durcheinander: Heulkrämpfe und Galgenhumor rangeln permanent um Vorherrschaft, Selbstmitleid sprudelt geysirhaft hoch und wird von plötzlich auftretenden Hochgefühlen wieder abgestellt, opernhafte Verpasste-Chancen-Tragik und Momente buddhistischer Gelassenheit geben sich die Klinke in die Hand, Rührung über die ersten Kirschblüten, Todesangst, Dankbarkeit, nackte Wut. Das alles möglicherweise im Minutentakt und auf alle Fälle äußerst anstrengend. Für uns und auch für unsere Lieben, denn für die kommt dieser ganze schluchzige Gefühlsbrei genauso überraschend wie für uns.

Normalerweise gehört es zu den Benimm-Basics erwachsener Menschen, größere emotionale Ausschläge zu vermeiden. »Impulskontrolle« nennt man das, und die funktioniert im Großen und Ganzen ja auch meistens ganz gut.

Aber nur, bis sich ein paar böse Zellen zusammenballen, unser Leben gnadenlos in ein »Vorher« und ein »Nachher«

zerschneiden und dem »Nachher« jede Kontrolle über Impulse aller Art entziehen. Die schießen fürderhin so wild ins Kraut, dass wir gar nicht wissen, wie uns geschieht. Fassungslos stehen wir daneben, erkennen uns selbst nicht wieder und müssen zusehen, wie diese Dreckskrankheit unser mühevoll gehegtes emotionales Gleichgewicht in die Luft jagt.

Impulschaos statt Impulskontrolle

Da ist es eine ungeheure Erleichterung zu wissen, dass auch dieses Phänomen zum bösen K dazugehört. Klar ist das geballte Gefühlschaos verstörend. Aber keinesfalls ein Menetekel nach dem Motto »O Gott, jetzt hat's auch mein Gehirn erwischt ...«, sondern normal. Und auch rational erklärbar.

Da ist zuallererst diese furchteinflößende Endzeitaura, die jeden Krebs automatisch umgibt. Der Verstand stemmt sich nach Kräften dagegen, die Angst würde sich am liebsten widerstandslos ergeben, zwischendurch meldet sich überraschend die Zuversicht zu Wort – und wer von den dreien gerade die Nase vorn hat, diktiert die Gefühle. Jedenfalls bis zum nächsten Führungswechsel.

Zweitens können sich auch die einschlägigen Medikamente auf Dauer erheblich auf die Stimmung auswirken. Insbesondere die Chemo. Keine Ahnung, warum das so ist, ich hab damals nicht wirklich die Muße gehabt, das Thema mal erschöpfend mit einem Onkologen zu debattieren. Außerdem ist mir erst Monate später aufgefallen, dass meine absurdesten Heulkrämpfe um die letzten Behandlungszyklen herum auftraten. Da lässt sich wahrscheinlich so oder so nichts dran ändern. Aber gut zu wissen ist es allemal.

Und zu schlechter Letzt hat auch unser Umfeld erhebliche Auswirkungen auf unsere Stimmung. Kein Wunder, alle bekommen sie hautnah mit, wie es uns ergeht, und das, was sie da mitbekommen, gibt reichlich Anlass zur Sorge. Bei Seelchen, Pessimisten und *Drama Queens* sogar Anlass zur Verzweiflung. Die dann wiederum wir hautnah mitbekommen. Auch nicht gerade das, was man als aufbauend bezeichnen könnte.

Eine schier unentrinnbare Gemengelage also, in der uns wieder mal nur der eine altbekannte Ausweg bleibt: die Flucht nach vorn. Und die funktioniert so:

Eigenamnestie für Durchhänger aller Art. Unserem armen gebeutelten Gemüt sollten wir frühzeitig zugestehen, auch Hänger und schwarze Stunden zu haben. Den ganzen Behandlungsparcours hindurch lang immer nur stark sein kann niemand, unsereins ist weder Supermann noch Superfrau. Durchhänger sind daher unvermeidlich und nicht der geringste Anlass für Selbstvorwürfe. Auch dann nicht, wenn so ein Durchhänger uns mal aus der Haut fahren oder voll fett ungerecht werden lässt. Das ist dann zwar nicht nett, aber wenn jemand für so etwas mildernde Umstände verdient, dann wir.

Erklären, was Sache ist. Unseren Lieben sollten wir genau diese Erkenntnislage frühzeitig vermitteln, damit sie sich von vornherein mit Gelassenheit, Verständnis und Humor gegen unsere Stimmungsschwankungen wappnen. Anstatt klischeemäßig davon auszugehen, dass wir unter frisch gestärkten Laken friedlich vor uns hin leiden auf dem Weg zu höherer Weisheit. »Krankheit als Chance« und so, Sie wissen schon. Dass es so kommt, ist nicht ausgeschlossen. Aber ob und wann es so kommt, ist ungewiss. Und bis dahin steht unsere emotionale Großwetterlage auf Sturm.

Is halt so, da können wir nix dran ändern.

Siehe auch unter

→ Betroffenheitsbekundungen – auch DAS noch!, S. 86 ff.

→ Tränen – Trost oder doch eher Trauma?, S. 216 ff.

Tränen – Trost oder doch eher Trauma?

Hobbypsychologen sind sich beim Thema Tränen vollkommen einig. Männer verschonen sie zwar zumeist mit ihrer Überzeugung, weil die eh unüberwindbare Probleme mit dieser Körperflüssigkeit haben. Aber wir Frauen werden dafür umso leidenschaftlicher missioniert: »Weinen ist gut für dich, lass deine Gefühle raus, das erleichtert.« Gerne kombiniert mit drängender Besorgnis und bedeutungsvollem Blick: »Wenn du deine Trauer unterdrückst, dann ist das ganz schlecht, dann kapselt sie sich im Körper ab und bricht da irgendwann aus ...«

Auch das noch. Da sprudeln die Tränen gleich noch heftiger. Gott sei Dank.

Oder? Haben Studien nicht inzwischen belegt, dass nach heißen Verzweiflungsausbrüchen das Immunsystem für Stunden auf Halbmast hängt? Wäre es da nicht sinnvoll, aufkommende Heulkrämpfe tunlichst wieder runterzuschlucken, ehe sie aus Augen, Mund und Nase quellen?

Kluge Frage, dürftige Antwort: Kommt drauf an. Und zwar auf unsere aktuelle Tages- (oder Stunden-)Form. Und die unserer Lieben. Wobei unsere Form ganz eindeutig Vorrang hat. Wenn die gerade auf Endzeitstimmung steht, kann Heulen tatsächlich ungeheuer guttun, allein auf dem Sofa oder mit dem Beistand eines vertrauten Menschen. Das lässt Druck ab (übrigens genau wie Wutanfälle, aber da scheinen Frauen immer noch eine eingebaute Ladehemmung zu haben), und danach sieht die Welt immer ein bisschen besser aus. Vielleicht nur das winzige bisschen besser, das sich daraus ergibt, dass jede bodenlose Verzweiflung in normale Verzweiflung übergeht, wenn die Cortisolkanonen ihr Pulver verschossen haben – aber immerhin.

Uns bleibt gar nichts anderes übrig, als uns an solche periodisch wiederkehrenden Abstürze zu gewöhnen. Der Behandlungsparcours ist lang, die Anstrengung für Körper und Seele groß, da sind wir spätestens im Nachwirkungsblues ziemlich nah am Wasser gebaut. Rückblickend muten eruptive Heulkrämpfe über einer harmlosen Portion Spaghetti oder vor einer Standard-Fernsehschmonzette ziemlich komisch an – aber mittendrin will man sich unwiderruflich in Tränen auflösen. Allerdings zum Glück nicht immer.

Alles eine Frage der Tagesform

Wenn die Tagesform gerade ganz okay ist – und sogar in der Hölle soll's ja schöne Tage geben –, dann ist Ablenkung besser als Absturz. Für uns und auch für die anderen. Legen die ein miserables Timing an den Tag und geben tränenumflorten Betroffenheitssprech von sich, obwohl wir gerade ausnahmsweise guter Dinge sind, ist beherztes Einschreiten das Gebot der Stunde.

Mal wieder.

Mal wieder müssen *wir* die *anderen* trösten. Ihnen erklären, wie *sie* mit *unserer* Erkrankung am besten umgehen sollten.

Aber es hilft ja nichts, da müssen wir durch. Taschentücher reichen, aufkommende Mitheulreflexe konsequent runterschlucken. Und unsere schluchzenden Lieben im Übrigen behutsam darauf aufmerksam machen, dass Tränen als Mutmacher grottenschlecht abschneiden und daher in unserer Anwesenheit strikt zu vermeiden sind.

Siehe auch unter

→ Vorsicht, Hobbypsychologen im Anmarsch!, S. 128 ff.

→ Krankenhausbesuche verkraften: Ein Crashkurs, S. 140 ff.

Verdrängung, ja bitte!

»Verdrängung soll was Gutes sein? Echt jetzt? Ich dachte immer, dass verdrängte Probleme auf Dauer Gift für Körper und Seele sind! Dass es ein Zeichen von Schwäche ist, negative Emotionen wegzuschieben, anstatt sich damit auseinanderzusetzen. Dass sie sich im Unbewussten sammeln und irgendwann zu bösen Zellen verklumpen! Ehrlich gesagt frage ich mich ständig, was ich Schlimmes verdrängt habe, dass es als Brustkrebs wieder hochgekommen ist …«

Weiter kam ich nicht. Ein kleiner Verzweiflungsschluchzer stieg in meiner Kehle hoch, und ein nasses Gefühl in meiner Nase signalisierte mir, dass es höchste Zeit für ein Taschentuch war. Vollkommen aufgelöst schaute ich meine Therapeutin an.

Sie lächelte freundlich.

»Da scheinen die Hobbypsychologen ja auch bei Ihnen ganze Arbeit geleistet zu haben.«

Und dann erklärte sie mir geduldig ein zweites Mal, warum Verdrängung in schwierigen Lebenslagen keine Gefahr ist.

Sondern der reinste Segen.

Und so änderte sie mit einer Handvoll Wörtern meine gesamte Lebenssicht. Bis zu dem Moment hatte »Verdrängungsgefahr!« wie ein Fluch auf mir und meiner Großraumhalde unbewältigter Probleme (Angst-Perfektionismus-Kontroll-zwang-Komplexe-Familientheater-Versagensangst-Nudel-sucht) gelastet: Entweder du sezierst sie bis zur Selbstzer-fleischung, oder sie werden sich irgendwann konspirativ zusammenrotten und dich für deine feige Verdrängung be-strafen.

Als dann der böse K über mich kam, war mir sofort klar: Das ist jetzt die Strafe. Verzweifelt mühte ich mich, all meine seelischen Nöte umgehend aufzuarbeiten, anstatt sie klein-mütig wegzuschieben – aber es waren zu viele. Kein Wunder bei dieser Krankheit. Und schon stand ich mit dem Rücken zur Wand. Oder besser gesagt: Und schon saß ich heulend auf dem Sofa meiner Therapeutin.

Bis sie dann diese goldenen Worte sagte, für die ich sie noch heute, zwölf Jahre später, immer wieder küssen könnte: »Unsinn. In schwierigen Lebenssituationen ist Verdrän-gung nichts anderes als ein Schutz vor mentaler Überlastung. Da ist es das einzig Richtige, sich nur mit den Problemen zu befassen, die gerade akut anstehen – und den Rest erst mal leichten Herzens auf den ›Kann-warten‹-Stapel zu packen.«

Das war wie eine Erleuchtung. Auf einen Schlag fühlte sich mein Leben sowohl rückblickend als auch vorausschauend ein paar Tonnen leichter an. Sogar trotz Dreckskrankheit.

Die kürzeste Prioritätenliste der Welt

Nicht dass ich seitdem zu einer hemmungslosen Verdrängerin geworden wäre. Aber immerhin habe ich allmählich gelernt, bestimmte Sorgenmacher ganz bewusst im »Kann-Warten«-Stapel zwischenzulagern. Und zwar all die Probleme, die sich zwar wie die reinsten Panikauslöser anfühlen, aber a) aktuell eindeutig keine Bedrohung darstellen (Krieg gegen Außerirdische, Steuerprüfung, Nierenbeckenentzündung); b) noch ziemlich weit weg sind (Altersarmut, Altersheim); c) schon viel zu lange her sind, als dass noch was zu ändern wäre (Kindheitstraumata, Fehlentscheidungen); und d) vielleicht auf mich zukommen, vielleicht aber auch nicht, aber auf alle Fälle von mir selbst nicht im Geringsten beeinflusst werden können (Rezidiv, Verlust meines Liebsten, Ableben).

Es ist unglaublich, *wie viel* Energie durch den »Kann-warten«-Stapel für wirklich aktuell anstehende Herausforderungen frei wird, von Essenkochen über Tagespensum bewältigen bis Lebensmut restaurieren.

Das ist sie, die Wahrheit: Verdrängung ist in unserer Lage nicht mehr und nicht weniger als die simpelste Prioritätenliste der Welt. Da steht nämlich im Idealfall nicht viel mehr als: erst mal aus dem Gröbsten rauskommen.

Was nicht bedeutet, dass alle anderen Sorgen, Probleme, Negativgefühle und Stressfaktoren in einer illegalen mentalen Giftmülldeponie landen und dort zur latenten GAU-Gefahr heranbrodeln. Der ganze belastende Kram wird nicht im hobbypsychologischen Sinne verdrängt. Er wird *gedrängt.* Und zwar dahin, wo er bis auf Weiteres hingehört: an die äußerste Peripherie unseres geistigen Krisenzentrums. Das braucht nämlich gerade alle vorhandenen Kapazitäten, um mit dem bösen K fertigzuwerden.

Verdrängung macht also nicht krank, im Gegenteil. Sie ermöglicht es uns, überhaupt erst wieder zu Kräften zu kommen. Deshalb an dieser Stelle das rettende Mantra, wenn mal wieder Problemchimären drohen: »Darüber denk ich erst nach, wenn ich mich wieder stark genug fühle – oder wenn es wirklich so weit kommt.«

PS
An dieser Stelle mein allerherzlichstes Dankeschön an Frau Doktor W.

Siehe auch unter

→ Bammel: *Fifty Shades of Fear*, S. 64 *ff.*
→ *Alles Psychokacke, oder was?*, S. 185 *ff.*

Vorteile: Die guten Seiten am bösen K

Nein, jetzt kommt nicht der Sermon von der Krankheit als Chance. Keine Theorie über den tieferen Sinn von Krankheiten als Kreuzwege zur göttlichen Läuterung, die allen Dauergestressten, die bis dato vollauf damit beschäftigt waren, ihre Energie auf lachhaften Nebenschauplätzen zu verpulvern, die Augen öffnet für die wirklich wichtigen Dinge des Lebens.

So kommt es nämlich nicht.

Oder jedenfalls nicht gleich.

Kaum springt man dem Tod von der Schippe, und schon regnet es Weisheit vom Himmel? Nichts weiter als ein Klischee. Entsprechend groß ist die Ernüchterung, wenn sich die altvertrauten Frustauslöser und Ärgernisse mit dem bösen K zu einem Trio infernal verbinden, anstatt auf einen Schlag in den mentalen Sondermüll entsorgt zu werden. Die Folgen sind manchmal schreiend komisch, wenn sie für die Betroffenen nicht zum schreiend Weglaufen wären: Angst vor dem baldigen Lebensende in Kombination mit Angst vor Altersarmut; genauso viel Horror vor der nächsten Steuererklärung wie vor der nächsten Chemo; genauso viel Verzweiflung über die aktuelle Faltentiefe wie über die aktuellen Blutwerte; Perfektionismus und Pünktlichkeitswahn noch im Angesicht des Todes.

Zum Wahnsinnigwerden.

Wie gut, dass letztlich doch das eine oder andere Lichtlein daherkommt. Und zwar sogar recht zügig. Allerdings erinnern diese Lichtlein leuchtkraftmäßig eher an eine im Dunkeln aufglühende Zigarette als an einen Flutlichtstrahler. Lichte Momente, sozusagen, nicht mehr. Deshalb werden sie kaum bemerkt. Und entsprechend unterschätzt.

Aber es gibt sie, und sie fühlen sich verdammt gut an. Und je bewusster man sie wahrnimmt, desto deutlicher tritt zutage, dass selbst der Krebs ein paar gute Seiten hat. Die als Vorteile zu deklarieren, erfordert teilweise eine gewisse Affinität zu Sarkasmus und schwarzem Humor. Aber schwarzer Humor ist in unserer Lage immer noch besser als gar keiner, Lachen ist schließlich von der Wissenschaft hochoffiziell zum Genesungsfaktor erhoben worden.

Also dann. Hier sind sie, die guten Seiten am bösen K.

Buntes Sorgenallerlei – weg. Schier unfassbar, aber wahr: Sämtliche Alltagswidrigkeiten, über die man sich bis dato wahnsinnig aufgeregt hat (faule Kollegen, Schlangen an der Kasse, unaufgeräumte Kinderzimmer, unpünktliche U-Bahnen, verschnittene Frisuren, unhöfliche Nachbarn, lahme Restaurantbedienungen, öde Fernsehprogramme), verschwinden wie von Zauberhand in tiefster Bedeutungslosigkeit. Übrig bleibt einzig und allein das Erstaunen darüber, wieso einen dieser Kleinkram jemals auf die Palme bringen konnte.

Problemzonen – weg. Bindegewebsschwäche, Hautunreinheiten, Couperose, Cellulite, schiefe Zähne, schiefe Beine, zu große Schamlippen, zu kleiner Schniedel, BauchBeinePo – alles Geschichte. Denn wie wir gerade feststellen müssen, gibt es im Leben noch ein paar deutlich dramatischere Dinge.

Leistungsdruck – weg. Und mit ihm das gesamte Riesenarsenal beruflicher Stressfaktoren: Termindruck, unfähige Vorgesetzte, Kundenbeschwerden, permanenter Erreichbarkeitszwang, E-Mail-Massen, Auftragsberge. Alles Dinge, die zwar womöglich wichtig (oder zumindest nicht nichtig) sind – aber denen wir trotzdem umgehend den Stecker ziehen dürfen, wir sind schließlich schwer erkrankt. So kann der Diagnoseschock absurderweise durchaus große Erleichterung mit sich bringen, zumindest für alle ausreichend Krankenversicherten.

Bei Workaholics und Perfektionisten hingegen ist von Erleichterung längst nicht immer die Rede: »Wie sollen die denn ohne mich klarkommen?« Solche quälenden Fragen zwischen Selbstüberschätzung und Ersetzbarkeitshorror habe ich mir anfangs auch gestellt. Aber nicht lange. Schon kurze Zeit später fühlte ich mich von einer gigantischen Last befreit und entspannter als seit Jahren. »Dank« einer Krankheit. Eine ziemlich teure Lektion, noch dazu furchterregend simpel für den Preis, aber eine wegweisende: Wenn der ganze Druck jetzt einfach so verschwinden kann – dann hab ich mir offensichtlich ziemlich viel davon selbst gemacht.

Imagedruck – weg. Jetzt mal ganz unter uns: Wir spielen doch alle irgendwelche Rollen. Stimmungskanone, Fels in der Brandung, geduldige Zuhörerin, fleißiger Kollege, treue Freundin, aufopferungsvolle Tochter, weiser Ratgeber. Manche dieser Rollen haben wir uns selbst ausgesucht, andere müssen wir spielen. So oder so sind sie immer auch mit Erwartungsdruck belastet. Der je nach Situation und Dauer zum

Stressschlauch werden kann, aus dem es kein Entrinnen gibt. Mit einer großen Ausnahme: Dreckskrankheit, genau. Das ist die eine Situation, in der wir niemandem Rechenschaft schulden, wenn wir nicht mehr so tolerant/verständnisvoll/geduldig/gut drauf sind »wie früher«. Es kostet nämlich zu viel Kraft, diesen Erwartungsdruck weiter zu bedienen. Das versteht jeder, irgendwann sogar wir selbst.

Benimmdruck – weg. Viele Leute haben gesellschaftliche Benimmregeln von »Das tut man nicht!« bis zu Knigges sämtlichen Geboten so sehr verinnerlicht, dass sie gar nicht mehr bemerken, wie sehr sie sich verbiegen. Und wie viel Kraft das kostet. Höflich sein, diplomatisch leisetreten, Smalltalk pflegen, Abneigung runterschlucken, nie Nein sagen dürfen, gesellschaftliche Verpflichtungen absolvieren, Pappnasen umhegen, haufenweise dummes Zeug ertragen, dabei immer hübsch die Contenance bewahren. Bis zum Burn-out, bis zur Migräne, bis zum Erbrechen.

Bis zum bösen K.

Denn der entbindet uns mit sofortiger Wirkung von jeder Form gesellschaftlich geforderter Heuchelei. Es geht nur noch um die Frage: Wer und was tut mir gut, wer und was tut mir nicht gut? Wir dürfen skrupellos aussortieren, und die Aussortierten haben noch nicht mal das Recht, beleidigt zu sein. Denn es geht ausnahmsweise eindeutig nicht um sie, ihre Gefühle und Angelegenheiten. Es geht gerade einzig und allein um uns.

Das einzig verbleibende Problem ist, dass die gut Erzogenen unter uns diese Riesenchance nicht immer sofort erkennen und sich noch eine Weile (leider manchmal eine ziemlich lange Weile) Tag für Tag ins Korsett bürgerlicher Benimmkonventionen zwängen. Weiter rumlavieren, anstatt das erlösende »Nein, das möchte ich nicht« auszusprechen. Sich zu Jubiläen und Familienfeiern schleppen, obwohl sie sich lieber mit einer Wärmflasche aufs Sofa kuscheln würden. Besucher trotz Ermüdung oder Langeweile tapfer weiter ertragen, anstatt sie mit ein paar entschuldigenden Worten beherzt vor die Tür zu setzen. Seufzend Anrufe von Herrn Wichtig und Tante Nervensäge annehmen, obwohl sie dem einen wie der anderen in herzlicher Abneigung verbunden sind.

Im Vorfeld solcher Aktionen muss so mancher von uns wahrscheinlich zunächst lernen, seinen inneren Schweinehund von der Leine zu lassen. Aber Übung macht auch hier den Meister, versprochen.

Es kann natürlich sein, dass Außenstehende Ihre neue Direktheit als Kompromissverweigerung und Intoleranz bezeichnen. Mag schon sein. Ist aber im Hinblick aufs Restleben ungeheuer befreiend.

Glücksgefühle. Überbordende, beseelende, gewaltige Glücksgefühle, immer wieder. Trotz Krebs oder besser gesagt: genau deswegen. Das plötzliche Begreifen der eigenen Endlichkeit ist zwar der ultimative Horror, aber auch der Auslöser höchster Euphorie. Und zwar auch über Dinge wie blühende Hecken und Amselgezwitscher, die einem früher nicht mal ein müdes Schulterzucken entlockt hätten.

Das sind unterm Strich eine Menge gute Seiten am bösen K. Eine Menge Lektionen über den ganzen Stress, den wir uns größtenteils selbst machen. Nicht zu vergessen die krönende Erkenntnis, dass sich genau der ganze Stress, den wir uns selbst machen, folglich auch von uns ganz allein wieder abschaffen lässt.

Nur mit der Umsetzung dauert's halt ein Weilchen. Je nach Naturell und Erkenntnisvermögen durchaus ein paar Jahre. (Bei mir waren's um die zehn.) Was nicht weiter erstaunlich ist, denn es braucht Zeit, sich jahrzehntelang angewendete Verhaltensmuster abzugewöhnen. Und noch mehr Zeit braucht es, sich selbst in Krisenmomenten einschlägige Verhaltensmuster abzugewöhnen. Das weiß jeder, der bei Auseinandersetzungen mit Beziehungspartnern und Kindern allen guten Vorsätzen zum Trotz doch mal wieder das Brüllen angefangen hat, anstatt zenmäßig gelassen zu bleiben.

Sie sehen: Diese Krankheit bietet sehr wohl die eine oder andere Chance. Aber das verrate ich Ihnen nur, wenn Sie mir versprechen, jetzt nicht gleich in überzogene Erwartungen auszubrechen. Die werden nämlich nur zu einem neuen Druckmacher, wenn sie sich nicht als umgehend erfüllbar erweisen.

Ich für mein Teil mache mir auch heute noch immer mal wieder Stress wegen Falten, Pfunden und Bad Hair Days, bekomme heftige Anwandlungen von Perfektionismus und Altersarmutsangst, rege mich auf über Dummschwätzer, schlechtes Wetter und lahmarschige Autofahrer.

Aber in immer größeren Abständen. Dazwischen wächst und gedeiht *tatsächlich* die Fähigkeit, mich ganz plattitüdenhaft dankbar meiner Tage zu erfreuen. Das Leben ist eine Uhr ohne Zeiger, es kommt, wie's kommt, wenn's aus is', is' aus. Bis dahin wird genau wie vor dem bösen K längst nicht jeder Tag vergnügungssteuerpflichtig sein. Aber solange ich noch da bin, bin ich mit vollem Einsatz dabei.

Siehe auch unter

Zu viel des Guten

Gibt's tatsächlich zu viel des Guten? Wo wir doch gar nicht so viel Hilfe, Trost und Beistand bekommen können, wie wir bräuchten, um den bösen K einigermaßen zu überstehen?

Es ist mir etwas unangenehm, dieses heikle Thema anzusprechen, schließlich sind – jedenfalls wenn das Buch so ankommt, wie ich mir das vorgestellt habe – auch viele Nicht-Krebse unter den LeserInnen. Die würden sich durch die folgenden Ausführungen garantiert vor den Kopf gestoßen fühlen.

Aber einer von uns muss es ja tun. Auch auf die Gefahr hin, undankbar zu wirken.

Also. Die nackte Wahrheit lautet: Es gibt tatsächlich ein Zuviel des Guten. Einzig und allein unser Wissen darum, dass die anderen es »doch nur gut meinen«, hält uns davon ab, das auch klipp und klar zu sagen. Diese benimmbedingte Maulsperre bewahrt den einen oder anderen hilflosen Helfer vor verbalen Bisswunden. Was auch gut ist. Aber uns lässt sie mit reichlich runtergeschlucktem Überdruss zurück.

Was ausgesprochen schlecht ist, genau wie jeder andere überflüssige Stressmacher im Kielwasser des bösen K. Deshalb bleibt uns nichts anderes übrig, als in einschlägigen Situationen beherzt ein Wort zum Einsatz zu bringen, das kurz und praktisch ist, aber dennoch weltweit nach Kräften vermieden wird: NEIN.

Dieses Wort, auch in den Varianten »nein, danke«, »danke, nein«, »nein, jetzt nicht«, »nein, so nicht«, »lieber nicht«, »lass mal« und »och nee«, »da will ich jetzt nicht drüber reden / nachdenken« einsetzbar, funktioniert wie ein Sicherheitsventil: Es lässt Dampf aus dem Kessel, bevor es zur Explosion kommt. Und das übrigens in absolut jeder Lebenssituation, nicht nur auf dem Krebskrankenbett. Aber da ist es besonders hilfreich, schon allein wegen unserer ziemlich schwankenden Tagesform. Je nachdem, wie wackelig es um die gerade bestellt ist, ist ein Nein – verbal oder auch nonverbal, als unbeantwortete Frage oder ignorierte Nachricht / Telefonklingel / Haustürklingel – die reinste Wohltat. Hier die beiden wichtigsten Einsatzgebiete:

Im »Du-wie-geht's-dir?«-Gewitter. Jeder Frager meint es nur gut mit uns. Aber alle zusammen sind sie ein Wahnsinns-Druckmacher, der uns dazu zwingt, zum hundertsten Mal über etwas zu sprechen, was uns spätestens nach dem neunten Mal nur noch erschöpft, nervt oder demoralisiert. Eine Freundin von mir hat sich glatt ein zweites Telefon zugelegt und die Nummer nur den Leuten gegeben, mit denen sie noch reden wollte. Eine ziemlich radikale »Nein, danke«-Variante. Aber sehr effizient.

Im Umgang mit Ratschlägern, Besserwissern und Bevormundern aller Art. Wir sind zwar krank, vielleicht sogar bettlägerig – aber wir wissen in der Regel trotzdem noch ganz genau, was gut für uns ist. Und was nicht. Als da wären: ungebetene Ratschläge, unverlangt angeschleppte

Internetweisheiten oder dubiose Wundermittelchen und geschmacksfreie Gesundnahrung in Tupperdosen, unangekündigte Besuche, besorgte Fleisch-/Junkfood-/Nikotin-/Alkohol-/Dope-/Schlaftablettenabmahnungen, Bekehrungsversuche, »Du-musst-jetzt-unbedingt-dringend«-Aktionisten und selbst ernannte Tabubrecher (»Möchtest du mit mir über den Tod sprechen?«).

Und das war jetzt nur meine Zu-viel-des-Guten-Liste. Ganz egal, wie Ihre ausfällt: Ein aufrichtiges »nein, danke« schafft stets die beste Abhilfe. Es muss ja nicht schroff daherkommen, sondern kann durchaus diplomatisch verpackt werden (jedenfalls wenn man den Nerv dazu hat). Aber auf alle Fälle war dieses Nein nie so wertvoll wie heute. Ein weiteres Bollwerk im Widerstand gegen die Begleitzumutungen des bösen K. Wir müssen nur lernen, es auch auszusprechen.

Siehe auch unter

→ Betroffenheitsbekundungen – auch DAS noch!, S. 86 ff.

→ Ratschläge: Ernährung, Esoterik und andere Missionsgebiete, S. 191 ff.

Zweitmeinungen von Wohl bis Wehe

Ärzte sind auch nur Menschen. Menschen mit beruflichen Stressfaktoren, mit privaten Problemen, mit schwankender Tagesform, mit geheimen Vorlieben, Sympathien, Abneigungen und Aversionen, mit mehr oder weniger ausgeprägtem Berufsethos, mit mehr oder weniger starker Sozialkompetenz. Und mit mehr oder weniger ausgeprägter Fachkompetenz.

Allein schon diese allgemeinen Betrachtungen sind ein guter Grund, bei einer Krebsdiagnose grundsätzlich eine Zweitmeinung einzuholen. Zumal uns sowieso unweigerlich Horrorvorstellungen wie »Die müssen im Labor was verwechselt haben!« durch den Kopf geistern.

Diese Wahrscheinlichkeit ist allerdings ziemlich gering. Größer ist das Risiko, dass Ihr Arzt den Wunsch nach einer Zweitmeinung als Zweifel an seiner fachlichen Autorität interpretiert und entsprechend beleidigt reagiert.

Aber das sollte Ihnen in der Situation herzlich egal sein. Die Konsultation eines zweiten Arztes ist insbesondere dann eine hervorragende Idee,

- wenn Sie sich beim diagnostizierenden Arzt eh nicht wohlfühlen (überraschend viele Patienten sind nicht glücklich mit ihren Ärzten, gehen aber trotzdem weiter hin aus Angst, es anderswo am Ende noch schlechter zu treffen);

- wenn es sich nicht um einen ausgewiesenen Facharzt handelt;
- wenn der Arzt Ihnen bedenklich jung oder bedenklich alt vorkommt und Sie unwillkürlich Zweifel an seinem/ihrem Wissensstand haben;
- wenn der Arzt Ihnen nur eine einzige Behandlungsmöglichkeit nennt und andere theoretisch denkbare Therapieansätze erklärungslos, aber kategorisch ausschließt;
- wenn Sie keinerlei Zweifel an Ihrem Arzt haben – aber Diagnose und Behandlungsmöglichkeiten trotzdem einfach noch mal aus einem anderen Mund hören möchten.

Segen Zweitmeinung

Eine Zweitmeinung wird die Diagnose in den seltensten Fällen als blinden Alarm entlarven – aber sie kann den Schock durchaus um ein paar Grad verringern. Vor allem bei Brustkrebs. Noch immer empfehlen viele GynäkologInnen »sicherheitshalber« die völlige Brustentfernung oder schreiten nicht ein, wenn Patientinnen in Vollpanik »alles weghaben« wollen, auch wenn das aus medizinischer Sicht nicht erforderlich ist. Umso fantastischer ist die Erleichterung, wenn frau auf einen Arzt trifft, der erklärt, dass durchaus brusterhaltend operiert werden kann. Bei mir war das so, hurra! Damals wäre ich meiner Zweitmeinungskoryphäe fast schluchzend um den Hals gefallen, als sie mir das verkündete.

Auch in Sachen Chemo hatte ich letztlich ausgesprochenes Glück. Denn Chemo ist nicht gleich Chemo, es gibt die unterschiedlichsten Dosierungen und Wirkstoffkombinationen. Der behandelnde Onkologe empfahl mir, wieder mal

»zur Sicherheit«, ein Präparat mit ziemlich heftigen Nebenwirkungen. Der zweite Arzt sah das ähnlich. Aber als er mir als Gratisdreingabe ungefragt ein höheres Rückfallrisiko als mein Onkologe attestierte, war ich trotz aller Panik und Verwirrung so wütend, dass ich einen dritten Fachmann konsultierte. Der mir überzeugend darlegte, dass bei meinem Krebs eine verschärfte Chemo Kokolores sei. Und weil er nicht nur einen super Ruf hatte, sondern auch zu mir kleiner Kassenpatientin nett, verständnisvoll und geduldig, beschloss ich, ihm voll und ganz zu vertrauen.

Dass unsereins das schafft – am Ende einem Arzt zu vertrauen und die große Behandlungsfrage als ein für alle Mal geklärt anzusehen, anstatt immer wieder in Zweifel auszubrechen – das ist allerdings gar nicht so selbstverständlich. Und genau das ist auch die Kehrseite der Zweitmeinungsmedaille.

Zweitmeinungen: Risiken und Nebenwirkungen

Eine Zweitmeinung kann Fragen klären und Zweifel beseitigen. Oder aber die Unsicherheit noch vergrößern. Behandlungsmethoden, sogar Überlebensprognosen sind nun mal keine mathematischen Gewissheiten, sondern bis zu einem gewissen Grad eine Frage des individuellen Wissensstands und persönlicher Überzeugungen. Nicht umsonst heißt es »zwei Ärzte, zwei Meinungen«. Was übrigens auf keinem anderen Gebiet so deutlich zutage tritt wie bei der Behandlungsfrage überhaupt: Schulmedizin – Fluch oder Segen?

Ausnahmslos jeder Vertreter der Ärzteschaft hat dazu eine eindeutige Meinung, die er in der Regel mit der geballten Autorität seines Berufsstands vertritt, und der auf Widerworte und skeptische Fragen entsprechend unwirsch reagiert. Für Krebsneulinge, die noch im Diagnoseschock feststecken, kann es verwirrend bis unerträglich werden, sich aus zwei oder womöglich drei unterschiedlichen ärztlichen Einschätzungen eine eigene Meinung zu bilden. Und zwar eine, die weder durch dringende Ratschläge aus dem Freundeskreis noch durch »brandaktuelle« Medienberichte zu erschüttern ist. Zweifel an einmal getroffenen Behandlungsentscheidungen sind zwar nicht grundsätzlich überflüssig – aber sie sind fast immer ein Dämpfer für Immunsystem und Durchhaltevermögen.

Wer die Risiken und Nebenwirkungen einer Zweitmeinung möglichst gering halten will, holt eine vertraute, nervenstarke Person ins Boot, die von Anfang dabei ist: bei der Recherche nach Koryphäen in Reichweite, bei der Auswahl, beim Termin mit dem ausgewählten Arzt. Und vor allem bei Auswertung und Vergleich aller erhaltenen Informationen. Zwei Gehirne sind aufnahmefähiger als eins, vor allem, wenn eins von beiden panikbedingt eh nur auf Notstrom funktioniert.

Wenn trotzdem als wichtig empfundene Aspekte ungeklärt bleiben – oder die Verwirrung sogar noch steigt –, ist das kein Zeichen für Ihre Beschränktheit und erst recht kein Grund zur Scham für Sie, sondern höchstens einer für die konsultierten Ärzte. Denn die haben es ganz offensichtlich nicht geschafft, Ihnen einen komplizierten Sachverhalt verständlich zu erklären.

In diesen Fällen gibt's nur eins: weiterfragen. Nachhaken bei Erst- oder Zweitmeinung. Oder gleich eine (sorgfältig ausgewählte) Drittmeinung einholen.

Das kostet zwar weitere Zeit, aber meistens gehen zwischen Diagnose und Behandlungsbeginn sowieso ein paar

Wochen ins Land. Es kostet unter Umständen auch Geld, etwa wenn Ihre Recherchen Sie zu einer Koryphäe führen, die Kassenpatienten auf ewig lange Wartelisten setzt oder nur Privatpatienten nimmt. Bei solchen Ärzten öffnet der Satz »Ich bin Selbstzahler« allerdings innerhalb kürzester Zeit die Tür zum Konsultationsraum.

Sie haben Angst vor den Kosten, die da auf Sie zukommen? Einfach nachfragen! In der Regel ist ein Gesprächstermin sehr viel preiswerter, als man denkt. Und selbst wenn nicht – wenn's darum geht, Unsicherheiten und Entscheidungsqualen loszuwerden, ist jeder Cent gut investiertes Geld.

Siehe auch unter

→ *Die große Behandlungsfrage oder: Ratlos zwischen Ross- und Mistelkur, S. 72 ff.*

→ *Statistiken, Prognosen und andere Gespenster, S. 206 ff.*

Briefe an die Leser

Meine lieben Krebsneulinge,

dieses Buch habe ich in erster Linie für euch geschrieben. Nicht nur für Brustkrebse, wie der Buchtitel vielleicht vermuten lässt, sondern für euch *alle*.

Gleichzeitig weiß ich aus eigener Erfahrung, dass viele Krebsneulinge um alles, was das fiese K-Wort im Titel hat, einen Riesenbogen machen. Das Thema hat sich sowieso in sämtlichen Gehirnwindungen festgesetzt und bringt uns um Schlaf, Nerven und Verstand – da ist alles, was wir nicht eh im Rahmen der Behandlung ertragen müssen, einfach nur ZU VIEL. Auch Krebsratgeber.

Genau weil ich das weiß, habe ich diesen Ratgeber als lexikalisch aufgebautes Lesebuch konzipiert: 36 Schlüsselbegriffe, jeder Beitrag einzeln lesbar, quer Beet je nach Tagesform und Tagesthema, mit vielen Zwischenüberschriften, damit man gleich sieht, ob man sich noch bis zum nächsten Abschnitt vorwagen könnte oder lieber nicht.

Einige Neukrebse sind allerdings noch so schockstarr, dass die Lektüre längerer Texte schon deshalb unmöglich ist, weil das Gehirn in den Panikmodus springt und die Buchstaben zwar noch irgendwie erkennt, aber nicht mehr ihren Sinn.

Extra für euch fasse ich deshalb nun die allerwichtigsten Überlebenshilfen in Megakurzform zusammen:

1) **Egoismus!** Ihr seid krank, also geht es jetzt einzig und allein um euch. Also tut / esst / trinkt genau das, wonach euch

ist. Denn ihr wisst im Zweifelsfalle am besten, was jetzt gerade gut für euch ist. Und gute Gefühle sind gut fürs Immunsystem.

2) Ohren auf Durchzug stellen bei Hobbypsychologen, Ratgebern und »Du-musst-jetzt-unbedingt«-Predigern aller Art. Die meinen es natürlich nur gut, aber zu viel des Guten ist nun mal schlecht, vor allem für die Nerven.

3) Klartext reden. Leisetreten, lieb und höflich sein, Bitten durch die Blume äußern – dieser ganze Benimmschmonzes kostet zu viel Kraft und darf bedenkenlos durch klare Ansagen ersetzt werden: Ich möchte ... / Ich möchte nicht ... Gegebenenfalls darf's auch ein Machtwort sein.

4) Präventive Generalamnestie für Durchhänger, Wutanfälle, Nachtschattengefühle, Ungerechtigkeiten aller Art. Mit dem bösen K habt ihr schon genug am Bein, da reicht die Kraft schlicht nicht, um immer »stark« zu sein. Das ist dann kein Grund für Selbstvorwürfe, sondern schlicht normal.

5) Einen Vertrauten zum Kommunikationskoordinator ernennen. Der berichtet regelmäßig über eure Lage, nimmt Nachrichten und Anrufe von Leuten entgegen, auf die ihr gerade so gar keine Lust habt, und schützt euch ganz allgemein vor dem zermürbenden »Wie-geht's-dir?«-Dauerfeuer.

6) Keine Angst vor euren Ärzten! Sie sind weder fachlich noch menschlich jederzeit voll auf der Höhe, und Götter sind sie erst recht nicht. Weshalb ihr ohne jede Angst und Hemmung nachfragen, nachhaken, widersprechen und Wünsche äußern dürft. Auch als Kassenpatienten. Wenn ein Arzt euch blöd kommt, kommt ihr ihm mit Jameda, Sanego & Co.

7) Prognosen und Statistiken sind wie der Wetterbericht für die kommende Woche. Und nicht etwa amtlich verbriefte Urteile, was schon daran erkennbar ist, dass sie von Koryphäe zu Koryphäe erheblich variieren können. Das ist extrem gut zu wissen, wenn mal wieder jemand meint, er müsse euch über eure »Fünfjahresüberlebenswahrscheinlichkeit« aufklären.

8) Betroffenheitsbekundungen verbieten. Tränen, Mitleidsbekundungen, Todesangst in den Augen unserer Lieben – alles verständlich. Aber alles Gift für unseren Restlebensmut. Deshalb müssen wir ihnen das sagen: Uns hat's erwischt, nicht euch. Also müsst ihr euch jetzt mal am Riemen reißen und uns eine Stütze sein, nicht umgekehrt.

9) Hemmungslos um Hilfen bitten. Die anderen wollen euch nämlich helfen, wissen aber oft nicht, wie. Da gibt's nur eins: Hemmungen so schnell wie möglich in den Müll und beherzt ansagen, wo's brennt. Besonders beherzt da, wo es besonders schwerfällt – nämlich wenn's um Zeit und / oder Geld geht. Ihr werdet sofort merken: Die Hilfswilligen haben damit weniger Probleme als ihr.

10) Akzeptieren lernen. Der Krebs wird für uns zum Mitbewohner. Auch wenn er schon lange aus dem Körper verschwunden ist, wird er uns doch unser ganzes Restleben lang im Gedächtnis bleiben. Das ist nun mal so. Damit leben wir, damit müssen wir leben. Und je schneller wir uns mit diesem Mitbewohner arrangieren, desto besser.

Hochverehrte Ärzteschaft,

an euch führt für uns kein Weg vorbei. Ihr stellt die Diagnosen, ihr bestimmt die Therapien, ihr verkündet die Überlebensprognosen. Für uns seid ihr Heilsbringer und Unheilsboten in Personalunion. Weshalb wir in euren Wartezimmern und Behandlungsräumen von einem schier magenumdrehenden Mix aus Hoffnung und Panik heimgesucht werden. Und uns entsprechend schlecht auf eure Ausführungen konzentrieren können.

Insbesondere frisch designierte KrebspatientInnen sind viel zu schockstarr, um euch Fragen zu stellen oder bei Unklarheiten nachzuhaken. Ihr hingegen – vor allem die überlasteten Kassenärzte unter euch – habt leider, leider nicht immer die Zeit, psychologische Erstbetreuung zu leisten. (Schon gut, dafür seid ihr schließlich gar nicht zuständig, sondern die entsprechend ausgebildeten Fachkollegen, mir auch klar.)

Trotzdem darf ich euch darauf hinweisen, dass es zu einem ziemlich großen Teil von eurem Verhalten abhängt, wie eure PatientInnen Diagnosen und Nachsorgeuntersuchungen verkraften. Ich habe mir daher die Mühe gemacht, für euch nach Rücksprache mit zahlreichen KrebsveteranInnen eine kurze Checkliste zusammenzustellen. An diskreter Stelle in Schreibtischnähe angebracht, wird sie euch helfen, zukünftig die größten Patzer im Umgang mit uns zu vermeiden.

Checkliste Patientenumgang

1) Redet mit uns, während ihr uns untersucht!

Wenn ihr das nämlich nicht tut, sondern schweigend mit Schallköpfen, Röntgenbildern und dergleichen hantiert, sterben wir tausend Tode vor Angst, ihr könntet (wieder) etwas entdeckt haben. Was aber statistisch gesehen bedeutend seltener der Fall ist als eine Entwarnung. Also könnt ihr uns diesen Horror nun wirklich ersparen.

2) Kein Fachvokabular bitte!

Wir wissen, dass ihr lange und intensiv studiert habt, das müsst ihr uns nicht durch Fremdwörterärztesprech demonstrieren. Für ausnahmslos alles, was ihr uns zu sagen habt, gibt es auch leicht verständliche deutsche Begriffe. Apropos: Für überraschend viele eurer PatientInnen ist der Diagnoseklassiker »positiver Befund« so verwirrend, dass sie sich reflexartig erst mal über die guten Nachrichten freuen, bevor ihnen dämmert, dass in dem Fall »positiv« = »schrecklich negativ« bedeutet. Vor euren Arztbriefen haben wir übrigens genauso viel Angst wie vor euren Diagnosevorträgen. Eure schriftlichen Äußerungen sind nämlich für die meisten von uns genauso unverständlich. Unverständliches wirkt automatisch bedrohlich, Bedrohliches macht Angst, und Angst ist fürs Immunsystem echt nicht der Hit. Da ist es aus volkswirtschaftlicher Sicht bedeutend kostengünstiger, ihr legt euch ein medizinisches Fremdwörterbuch zu (falls euch die deutschen Begriffe im Laufe der Jahre entfallen sind), anstatt uns Beruhigungsmittel zu verschreiben.

3) Keine medizinische Prognose ohne Kurzvortrag über die begrenzte Aussagekraft von Statistiken!

Ihr seid Wissenschaftler, ihr wisst das. Wir nicht. Deshalb sind mittelprächtige bis finstere Prognosen für unsereins wie ein amtliches Todesurteil. Was prinzipiell und überhaupt Blödsinn ist. Denn Prognosen basieren auf Statistiken, und die sind nichts als dürre Datensätze, mit denen sich die vielen Aspekte, die ein Leben ausmachen (Familienhintergrund, Freundeskreis, finanzielle Situation, seelische Verfassung etc.), höchstens ansatzweise erfassen lassen. Erklärt uns das. Ausführlich.

4) Wenn wir es schaffen, euch Fragen zu stellen – beantwortet sie!

Und zwar ohne erkennbare Anzeichen von Ungeduld oder Überheblichkeit. Und zwar auch dann, wenn unsere Fragen erkennbar auf Fachwissen von Dr. Google zurückgehen. Wir wissen, dass ihr es hasst, auf den angesprochen zu werden. Aber ihr werdet sicher verstehen, dass wir uns auch aus Not an ihn wenden. Schon allein, weil er geduldiger ist als ihr.

5) Verkneift euch kühle Kommentare aller Art.

»Tun wir doch!« Nein, tut ihr nicht, sorry. Ausnahmslos jeder Krebsveteran hat Erfahrung mit fiesen Ärztesprüchen von »Sie können von Glück sagen, wenn Sie in sechs Monaten noch leben« bis »Sie haben halt Angst, und Angst führt zu Krebs«. Merke: Solche Kommentare bringen uns rein gar nichts oder jedenfalls nichts Gutes. Aber euch bringen sie womöglich eine fiese Beurteilung auf Jameda & Co. Und die wollt ihr doch nicht, gell?

Ach ja, noch was: Es wäre außerordentlich hilfreich, wenn sich diejenigen unter euch, die ihre eigene Krebserkrankung mithilfe von Cannabis erfolgreich überstanden haben, endlich mal outen würden. Ihr seid doch bestimmt ganz viele, stimmt's? Und ihr habt wirklich alle Angst um euren Ruf und eure Zulassung? Kann ja wohl nicht wahr sein! Denkt doch bitte mal kurz an euren Eid anstatt an euren Arsch: Wenn ihr als Mediziner öffentlich dazu steht, dass Cannabis ein effizientes Mittel gegen die Nebenwirkungen einer Krebstherapie ist, wird das seinen Eindruck auf den Gesetzgeber garantiert nicht verfehlen. Und so letztlich Millionen Krebspatienten das Leben ganz bedeutend erleichtern.

Also. Worauf wartet ihr noch?

Ach je, Hobbypsychologen,

ihr meint es nur gut mit uns, genau wie die Ernährungsexperten, ich weiß. Kaum erfahrt ihr von der Diagnose, eilt ihr herbei, um uns zu helfen. Allein diese Kontaktbereitschaft macht euch bedeutend sympathischer als die ganzen Typen aus unserem Bekanntenkreis, die sich aus Angst und Unsicherheit still und heimlich verdrücken. Und für euch gibt es ja auch tatsächlich keinerlei Zweifel daran, dass Krebs immer im Kopf anfängt, da seid ihr ja geradezu moralisch verpflichtet, uns über diese Zusammenhänge aufzuklären. Im Leben zu viel runtergeschluckt? Magenkrebs! Nie richtig losgelassen? Darmkrebs! Immer alles viel zu sehr an die Nieren gegangen? Nierenkrebs, genau!

Danke, liebe Hobbypsychologen, dass ihr uns auf diese potenziellen Krankheitsauslöser aufmerksam macht. Doch, doch, echt fürsorglich von euch. Ihr sagt uns das alles ja nur, damit wir unsere Seele und damit unseren Körper besser verstehen, die entsprechenden Lektionen daraus lernen, uns aus tiefstem Herzen ändern und dadurch leichter genesen können.

Aber was, wenn wir das nun mal einfach nicht schaffen??? Wenn unser Leben in so viele Sach-, Beziehungs- und Finanzzwänge eingeschnürt ist, dass weitreichende Persönlichkeitsveränderungen zum Besten unserer Gesundheit einfach nicht drin sind?

Tja, dann wird euer Lieblingsmotto *Mind makes Reality* für uns zur Ankündigung einer absehbaren Katastrophe. An der einzig und allein wir selbst schuld wären. Denn euer Motto funktioniert blöderweise in zwei Richtungen: Es kann der Anfang vom Neuanfang sein. Aber womöglich auch der Anfang vom Ende. Wenn wir nämlich, aus welchen Gründen auch immer, weiterhin Panik schieben, anstatt uns seelisch zu läutern und auf das Universum zu vertrauen, dann werden die bösen Zellen doch bestimmt weitersprießen, oder? *Mind makes* schließlich *Reality.*

O Gott.

So entsteht eine Negativdynamik, und eins kann ich euch sagen, liebe Hobbypsychologen: Wenn man da einmal drinsteckt, kommt man so schnell nicht mehr raus. Mit fiesen Folgen für Schlaf, Nerven und Immunabwehr.

Deshalb an dieser Stelle meine herzliche Bitte: Verschont uns mit euren Seelenheilungsversuchen. Die brauchen wir nicht, und wenn wir doch etwas in der Art benötigen, zahlen die Krankenkassen uns einen Therapeuten. Der ist sich im Gegensatz zu euch wenigstens im Klaren über die mit seinem Einsatz verbundenen Risiken und Nebenwirkungen.

Ach ja, und verkneift euch bitte jeden Sermon über verhängnisvolle Folgen der Verdrängung. Verdrängung ist nämlich gut für uns, jawohl! In unserer Lage ist sie nicht mehr und nicht weniger als ein Schutz vor mentaler Überlastung. Sie versetzt uns in die Lage, Wichtiges (unsere Erkrankung) von Unwichtigem (so gut wie alles andere) zu trennen. Sprich: uns nur mit den Problemen zu befassen, die gerade akut anstehen. Und den ganzen Rest erst mal leichten Herzens auf den »Kann-warten«-Stapel zu packen.

Was für eine RIESENerleichterung.

Hallöchen Ernährungsexperten,

oder soll ich gleich sagen: hallo alle? Heutzutage ist ja zumindest in der westlichen Welt so gut wie jeder Bürger wohlinformiert über die großen Ernährungsthemen unserer Zeit, von Ananasenzym bis Zuckerlüge. Und das ist auch gut so, weil ein wichtiger Schritt auf dem Weg zum mündigen, gesundheitsbewussten Konsumenten.

»Gesundheitsbewusst« – das ist wichtig, wenn man krank ist. Insbesondere, wenn man sich einen Krebs eingefangen hat. Schließlich erhöhen täglich frisch gelieferten Medienberichten zufolge geradezu erschreckend viele Nahrungsmittel das Risiko, am bösen K zu erkranken. Weshalb frisch Diagnostizierte zuallererst ihre gesamte Ernährung auf den Prüfstand stellen.

Das tun sie aber von ganz allein, auch ohne dass ihr, liebe Ernährungsexperten, von allen Seiten herbeieilt und sie bis ins letzte molekularbiologische Detail über Wohl und Wehe von Chiasamen und Cheeseburgern aufklärt.

Schon klar, ihr wollt uns doch nur helfen. Aber jetzt mal ganz ehrlich: In unserer Lage sind neueste Ernährungserkenntnisse zweitrangig. Um nicht zu sagen: kontraproduktiv. Denn wer sich nicht schon vor seinem Krebs ernsthaft mit der großen Ernährungsfrage beschäftigt und daraus persönliche Leitlinien destilliert hat, der ist komplett überfordert, wenn er sie dann aus heiterem Himmel blitzschnell aufstellen und blitzkonsequent umsetzen soll oder will. Solche Vorsätze sind nichts anderes als Druckmacher. Und wenn man es nicht schafft, sie umzusetzen, mutieren sie zu Angstmachern.

Angst wiederum können wir gar nicht gebrauchen, davon haben wir eh schon mehr als genug. Krank sind wir auch schon, da können wir auf die krankhafte Fixierung auf gesunde Ernährung, medizinisch: *Orthorexia nervosa*, prima verzichten.

Also bitte erspart uns jedweden Kurzvortrag über Laktose-, Fleisch- und Glutengefahren. Wenn ihr es partout nicht lassen könnt, referiert uns meinetwegen Erkenntnisse über die wundersame Heilkraft von Brokkoli und Himbeeren. Aber bitte auch das nur in Maßen, sonst kriegen wir noch ein schlechtes Gewissen, weil wir uns kein Kurkuma ins Müsli raspeln.

Und überhaupt, eigentlich brauchen wir in unserer Lage nur einen einzigen Ernährungstipp von euch: »**Alles, was dir während der Behandlung überhaupt noch schmeckt, ist gut für dich.** Über gesunde Ernährung kannst du dir später wieder Gedanken machen.«

Herzlich willkommen, hochverehrter G-BA!

So eine Überraschung, Sie endlich kennenlernen zu dürfen! Das tut ja kaum jemand – also, Sie kennen, meine ich. Umso mehr freue ich mich, Sie nun auch meinen Leserinnen und Lesern vorstellen zu dürfen: Der G-BA, das ist das Gremium, das über Leistungen und Nichtleistungen der gesetzlichen Krankenkassen entscheidet! Sage und schreibe dreizehn Experten wirken und werken darin, daher der Name: Gemeinsamer BundesAusschuss. Gemeinsam, weil Vertreter der Kostenträger (Spitzenverband Deutscher Krankenkassen) und der Leistungserbringer (Kassenärztliche Vereinigung, Kassenzahnärztliche Vereinigung, Deutsche Krankenhausgesellschaft) gemeinsam mit drei unabhängigen Experten die Richtlinien für die Kassenleistungen festlegen. Patientenvertreter dürfen auch mitmachen, aber da hört die Gemeinsamkeit beim Stimmrecht auf: Die haben nämlich keins. Und damit das nicht so auffällt, tagt der G-BA nur teilweise öffentlich. Kein Wunder, dass er auch spöttisch als »Zentralkomitee Gesundheitswesen« bezeichnet wird. Wobei: Darunter kann man sich wenigstens mehr vorstellen als unter G-BA.

Verehrte Gremiumsmitglieder, ich kann natürlich verstehen, dass Sie am liebsten unter Ausschluss der Öffentlichkeit tagen und die Patientenvertreter nie und nimmer mitbestimmen lassen würden. Wo kämen wir denn da hin, wenn jede x-beliebige Wehwehchen-Selbsthilfegruppe irgendwelche Sonderwünsche durchpauken könnte, da bliebe ja gar keine Zeit mehr für das effiziente *Disease Management*, das die Öffentlichkeit von Ihnen erwartet.

Aber dieses *Disease Management* – dazu gehören doch auch Richtlinien für die kassenärztlichen Leistungen bei Krebserkrankungen, oder? Hab ich's mir doch gedacht. Da ich aber nicht weiß, ob ich jemals die Ehre haben werde, als Patientenvertreterin zu einer Ihrer Sitzungen geladen zu werden, übermittle ich Ihnen auf diesem Wege einen auf jahrelanger intensiver Recherche basierenden Drei-Punkte-Plan zur Verbesserung der Lebenssituation von Krebspatienten:

1) Grundsätzliche Befreiung von Zuzahlungen und Rezeptgebühren bei Krebstherapie. Und zwar für alle, nicht nur für die Patienten, die trotz Erkrankung die Nerven haben, den Kassen ihre Mittellosigkeit schriftlich hinreichend darzulegen. Wir sind mit dieser Krankheit schon mehr als bedient. Obendrein für Chemo, Strahlen & Co. auch noch richtig viel Geld ausgeben zu müssen (von den Zuzahlungen für Medikamente zur Linderung der Nebenwirkungen und zur Stärkung des Immunsystems gar nicht zu reden), ist ein gesundheitspolitisches Armutszeugnis.

2) Aufnahme psychosomatischer Therapieformen zur Behandlung postkanzeröser Belastungsstörungen in den Katalog routinemäßiger kassenärztlicher Nachsorgeleistungen. Viele Krebspatienten leiden nach Abschluss des offiziellen Behandlungsparcours an Erschöpfungszuständen, Angststörungen, Depressionen. Einige von ihnen können auf Krankenkassenkosten eine Gesprächs- oder Psychotherapie machen – aber viele andere nicht. Weil sie keinen freien Therapieplatz oder Therapeuten finden (zum Beispiel auf dem platten Land), weil sie eine andere Sprache sprechen, weil sie Berührungsängste haben. Trotzdem brauchen auch diese Patienten Hilfe. Theoretisch gibt es genug Hilfsmöglichkeiten (auch niedrigschwellige Maßnahmen für Therapiephobiker und fremdsprachige Patienten), von Kunsttherapie bis zu Kursen in progressiver Muskelentspannung. Sie müssten nur noch in die kassenärztliche Praxis überführt werden.

3) Einführung eines Rechtsanspruchs von Krebspatienten auf Cannabis. Sonst werden die Krankenkassen die entsprechenden Anträge weiterhin weitgehend ablehnen, der reformierten Gesetzeslage zum Trotz. Aber was nützt die schönste Gesetzeslage, wenn die zuständige Exekutive – in dem Fall die Kassen – sie de facto boykottiert. Obwohl inzwischen belegt ist, dass Cannabis die Nebenwirkungen besser mindert als so manches teure Medikament, das gemeinhin dagegen verschrieben wird.

Tja, hochverehrter G-BA, so könnte er aussehen, der Drei-Punkte-Plan zur Reform des Krebsbehandlungsstandards. Ich schlage vor, Sie lassen Ihre Controller und Finanzexperten ein entsprechendes Kosten-Nutzen-Modell ausarbeiten. Dieses wird zweifelsohne an den Tag bringen, dass diese Reform die Kostenträger, sprich: die Kassen, unterm Strich sogar entlastet. Denn dank geringerer finanzieller Belastungen, großzügigerer psychosomatischer Nachsorge und nicht zuletzt dank der übelkeits- und schmerzmindernden, schlaf- und entspannungsfördernden Wirkung von zuzahlungsfreiem THC/CBD wann und wo immer wir es brauchen, hat unser Immunsystem im Widerstand gegen potenzielle Folgeerkrankungen wesentlich bessere Karten. Und das ist nicht nur schön für uns. Sondern auch für die Haushaltslage der Krankenkassen.
    Wenn *das* kein gelungenes *Disease Management* ist.

Werte Weltgesundheitsorganisation,

Ihre Zeit ist knapp, ich weiß. Sie haben unglaublich viele Aufgaben und gemessen daran unglaublich beschränkte Finanzmittel. Also fasse ich mich kurz, um Ihnen den nachfolgenden Vorschlag zur ganz und gar kostenfreien Verbesserung der Weltgesundheitslage zu machen:

Benennen Sie »Chemotherapie« um in »Meditherapie«.

Ganz einfach.

Dabei unschlagbar billig und unschlagbar wirksam.

Denn der moderne Mensch wünscht sich »bio«, »organisch« und »aus der Natur«. Er hat Angst vor allem, was mit »Chemie« zu tun hat. »Chemie«, »chemisch«, »Chemikalien« sind in den meisten Sprachen Gruselbegriffe. Schlimmer als »Chemotherapie« sind eigentlich nur noch »Folter« und »Tierquälerei«. Das Wort allein macht gefühlt jeden Krebs mindestens zehn Kategorien schlimmer. Es löst Angst und Schrecken aus, verschlimmert schon allein durch die damit verbundenen Befürchtungen einschlägige Nebenwirkungen und verleitet einen nicht unbeträchtlichen Teil der Betroffenen dazu, sich dieser Behandlungsform zu verweigern.

Alles furchtbar.

»Meditherapie« hingegen klingt neutral. Womöglich sogar positiv. Medizin, Medikament, Mediziner – allesamt Assoziationen, die zumindest mit einer gewissen Heilserwartung verknüpft sind. Obendrein ist »Meditherapie« genauso gut wie die fiese gegenwärtige Bezeichnung in Abgrenzung zu »Strahlentherapie«, »Hormontherapie« oder »Immuntherapie« verwendbar. Die Substanzen, die bei der Chemotherapie eingesetzt werden, sind schließlich nichts anderes als Medikamente.

Durch Sprache lässt sich das Denken verändern, und damit die Wahrnehmung, und damit die Welt. Politiker (»Gute-Kita-Gesetz«) und Ökonomen (»Freisetzung von Arbeitskräften«) machen sich diese Tatsache zunutze. Die topaktuelle Verpflichtung zu genderneutralen Formulierungen basiert hochoffiziell auf dem Ziel, Geschlechterdiskriminierung im Keim, also bereits im Gedankengut zu bekämpfen. Warum sollte diese Strategie also in Sachen Krebstherapie nicht funktionieren? Es dauert zwar bestimmt ein Weilchen, bis sie weltweit greift – aber sie wäre im Umgang mit dem Krebs und seiner öffentlichen Wahrnehmung ein ganz bedeutender Schritt nach vorn.

Mensch, Fernsehredakteure!

Ist euch eigentlich klar, dass ihr einen gewaltigen Anteil am Fortbestand dieses elenden »Krebs = Todesurteil«-Klischees habt?

Nein? Dann guckt euch doch einfach mal kritisch eure eigenen Filme an! Ihr werdet (endlich) merken, dass ihr den Zuschauern in einschlägigen Werken immer wieder mit denselben abgelutschten Bildern kommt: Ihr zeigt ihnen, wie eine Figur wahlweise oder in Kombination a) heimlich giftig aussehende Medikamente einnimmt; b) urplötzlich rätselhafte Schmerzen oder Schwächeanfälle hat und kurz darauf entsetzt auf ein Röntgenbild starrt; c) in ein Taschentuch hustet, ins Taschentuch schaut und Blutflecken entdeckt; d) einen Arzt aufsucht und am Boden zerstört aus einem Behandlungszimmer kommt oder e) mit müdem Gesichtsausdruck eine Perücke abstreift.

So lässt sich in knapp anderthalb Minuten preiswert ein komplettes Drama erzählen. Vorhersehbares Standardende: Diese Figur wird sterben. Schließlich weiß seit dem Hollywood-Schmachtfetzen *Love Story* aus den Siebzigerjahren wirklich jeder, dass in Krebsfilmen der Protagonist am Ende tot ist. Vielleicht darf er oder sie vorher noch eine heldenhafte Tat vollbringen, vielleicht wird's vorher noch ein bisschen lustig (schwarze Komödien sind ja inzwischen durchaus Primetime-tauglich) – aber zum Schluss bleibt kein Auge trocken. Und da selbst mittelmäßige Fernsehschmonzetten locker ein Millionenpublikum erreichen, bekommen Millionen Menschen im Laufe ihres langjährigen Zuschauerdaseins ein ums andere Mal gezeigt, dass Krebs unweigerlich zum Tode führt.

Dabei ist diese todsichere Konsequenz durch den medizinischen Fortschritt und systematische Früherkennungsmethoden längst auf dem Weg zum Klischee.

Also bitte, legt mal 'ne andere Platte auf. Erlaubt euren DrehbuchautorInnen, das Thema auch mal anders anzufassen. Lasst doch einfach mal ein paar Hauptfiguren einen Krebs überstehen, wie wär das denn? Einfach so, ohne Wunder, Wundermedizin, Geistheiler und so. Genau so, wie auch im wahren Leben eine Menge Leute an Krebs erkranken, behandelt werden und dann einfach weiterleben.

Zu langweilig? Ja Himmelherrgott, dann lasst euch halt 'ne andere todsichere Schmonzettenformel einfallen!

Okay, die zuständigen Entscheider von den Privatsendern sind Quotensklaven, da ist der Mut für Experimente zwangsläufig limitiert durch den starren Blick aufs Geld. Aber ihr da, ihr von den Öffentlich-Rechtlichen, ihr habt doch diesen sagenhaften Bildungsauftrag, wisst ihr noch? Ihr dürft der deutschen Bevölkerung flächendeckend Gebühren abknöpfen – aber dafür müsst ihr zum Wohle der gesamtgesellschaftlichen Erziehung wirken. Und dazu zählt der aktive Abbau gesamtgesellschaftlicher Klischees ja wohl ganz eindeutig auch.

Aber nein, ihr nutzt den bewährten dramaturgischen Krebskniff genauso gerne wie eure privatfinanzierten Kollegen. Ist euch denn wirklich nicht klar, dass ihr damit den Horror vor dieser Dreckskrankheit immer weiter befeuert? Bei Millionen Zuschauern?

Fangt jetzt bloß nicht an, euch mit den paar differenzierteren Reportagen rauszureden, die ihr pro Jahr ins Programm hievt, mit Dokumentarfilmen auf der 23-Uhr-Schiene und dem ganz gelegentlichen Krebs-Themenabend. Das ist nämlich alles Pillepalle im Vergleich zu der verheerenden gesellschaftlichen Wirkung eures wohlgehegten Krebsklischees.

Ach ja: Ich kenne eure Branche ganz gut, also versucht nicht, mir einen vom Pferd zu erzählen. Es sind nicht die DrehbuchautorInnen, die schuld an dieser Misere sind. Eure Autoren wünschen sich nichts sehnlicher, als endlich mal etwas anderes erzählen als das, was ihr für Quotenbringer haltet. Also hört auf, ihnen ins Handwerk zu pfuschen, und seid einfach mal ein bisschen mutig. Es wird euch schon nicht gleich den Job kosten. Öffentlich-rechtliche Sendeanstalten, das ist schließlich fast so sicher wie öffentlicher Dienst.

Euren neuen Geschichten sehe ich mit großem Interesse entgegen.

Sehr geehrte Vorgesetzte und Firmeninhaber,

hiermit bitte ich Sie im Namen aller meiner Mitkrebse unterwürfigst um Verzeihung. Schließlich tragen Sie ohnehin schwer an der Last der Verantwortung für Produktivität, Umsatz, Qualität und Aktienkurse – da ist jeder Einzelne von uns für einige besonders profitorientierte Exemplare unter Ihnen eine regelrechte Betriebsstörung: Erst fallen wir als Arbeitskraft weitgehend bis ganz aus und müssen für teuer Geld durch Vertretungen ersetzt werden. Und dann können Sie uns noch nicht mal so ohne Weiteres feuern. Ja, das ist bitter.

Zu allem Überdruss haben immer mehr Mitarbeiter inzwischen eine Rechtsschutzversicherung mit angeschlossenem Schutz am Arbeitsplatz. Nur für den Fall, dass eins von diesen ganz fiesen Vorgesetztenexemplaren auf die Idee kommen könnte, einen Mitarbeiter unter einem Vorwand loszuwerden. Kuliklau zum Beispiel, illegaler Althäppchenverzehr ... oder eben längere Krankheit.

So etwas würden Sie nie tun? Wunderbar, da bin ich ja beruhigt. Wissen Sie, man hört so einiges über Vorgesetztenverhalten in dieser Situation. Gutes und auch ziemlich Ungutes. Welches Ende des Spektrums überwiegt, wurde bisher noch nie systematisch erforscht, insofern bin ich gespannt, was meine LeserInnen mir zu dem Thema so alles berichten werden.

Da Sie persönlich offenbar zu den Guten gehören, gebe ich Ihnen nun als kleines Dankeschön und weitere Bestärkung einige wertvolle Tipps für eine gelungene Wiedereingliederung. Wertvoll, genau. Sie wird nämlich für die Leistungsbilanz

Ihrer Abteilung oder Ihrer Firma eine große Rolle spielen. Schon allein deshalb ist hier souveränes Führungsverhalten angesagt. Dieses sieht im Idealfall folgendermaßen aus:

1) Rufen Sie den erkrankten Mitarbeiter kurz vor seiner Rückkehr persönlich an (sofern Sie nicht schon vorher auf die Idee gekommen sind, sich regelmäßig nach seinem Wohlergehen zu erkundigen). Reden Sie dabei nicht von wartenden Arbeitsstapeln, sondern von all den Kunden und Kollegen, die sich auf seine / ihre Rückkehr freuen. Fragen Sie ihn / sie, was Sie tun können, um ihm / ihr die Rückkehr in den Job zu erleichtern.

2) Organisieren Sie kurz vor dem Tag X ein kurzes Mitarbeiter-Meeting, in dem Sie Ihre MitarbeiterInnen auf den Rückkehrer vorbereiten, sie um Hilfsbereitschaft bitten und darauf hinweisen, dass es noch eine Weile dauern wird, bis der Rückkehrer sein früheres Belastbarkeits- und Leistungsniveau wieder erreichen wird.

Verankern Sie diese Tatsache auch in Ihrem eigenen Chefbewusstsein.

Falls der Rückkehrer die KollegInnen nicht selbst über seine gesundheitliche Situation aufklären kann oder will, referieren Sie kurz die Informationen, die der Rückkehrer Ihnen zuvor auf Ihre entsprechende Frage mitgeteilt hat. Dadurch schützen Sie ihn vor Klatsch und Tratsch und Spekulationen.

3) Am Tag der Rückkehr beweisen Sie Ihren Leuten, dass Sie anders als mancher andere Chef mehr draufhaben als einen feuchten Händedruck und ein paar verlegene Floskeln: Laden Sie zu einer kurzen Kaffeepause ein, zur Not auch auf eigene Kosten. Begrüßen Sie den Rückkehrer, sorgen Sie durch beherzten Smalltalk dafür, dass die Anwesenden inklusive Ihrer Wenigkeit etwaige Berührungsängste und Unsicherheiten möglichst schnell überwinden. Verzichten Sie auf kernige Parolen (»Na dann mal wieder in die Hände gespuckt«). Danken Sie den gesunden Anwesenden bereits vorab für jede Unterstützung des Rückkehrers. Geben Sie die Marschrichtung vor: Geduld, Verständnis, unbürokratische Problemlösungsbereitschaft, Improvisation. Auch wenn diese Ansage einen Hauch von Gutmenschengelaber haben mag, so ist sie schon aus betriebswirtschaftlicher Sicht sinnvoll, denn so fördern Sie Vertrauen, Motivation, Loyalität und damit die Produktivität Ihrer Untergebenen.

4) Nehmen Sie die Verpflichtung zum betrieblichen Eingliederungsmanagement ernst. Informieren Sie sich, holen Sie fachlichen Rat ein, bieten Sie dem betroffenen Mitarbeiter einen entsprechenden Maßnahmenkatalog an.

Wenn Sie das tun, ist das ein Gewinn für alle Beteiligten. Aber wenn Sie das nachweislich nicht tun (keine Zeit, kein Interesse, zu teuer, zu umständlich etc. pp.) und den erkrankten Mitarbeiter lieber bei der erstbesten Gelegenheit feuern, haben Sie vorm Arbeitsgericht ausgesprochen suboptimale Karten. Und bei Ihren Untergebenen übrigens auch. Für solche Chefs tut man nämlich nicht einen Handschlag mehr als nötig. Am liebsten weniger.

Meine lieben Krebsveteraninnen und Krebsveteranen,

zunächst bitte ich euch um Verständnis für diese sicherlich ungewohnte Anrede. Aber wie ich schon sagte, halte ich die derzeit übliche Variante, uns als *Survivors* zu bezeichnen, für ausgesprochen kontraproduktiv. Ein *Survivor* ist für mich jemand, der auf nahezu wunderbare Weise eine Katastrophe aus der Liga »Flugzeugabsturz – Titanic – Tsunami« überlebt hat. Also etwas, was man schon rein statistisch kein zweites Mal erleben, geschweige denn überleben wird.

Einen Krebs aber kann man durchaus ein zweites oder auch drittes und viertes Mal erleben. Unter euch sind bestimmt einige, denen das schon passiert ist. Und die deshalb dieses zutiefst beschissene Gefühl kennen, das sich in Gehirn und Eingeweiden breitmacht, wenn alle, aber wirklich alle um einen herum diesen nassen Blick haben, der sagt: »O Gott, du arme Sau, beim ersten Mal hast du's ja noch irgendwie geschafft, aber jetzt ist es vorbei, den Kampf gegen den Krebs kann man nun mal nur verlieren ...«

Da ist es wieder, dieses schreckliche Klischee. In Kombi mit dem *Survivor*-Konzept wird es für uns zum Massenvernichtungsklischee. Massenvernichtung von Hoffnung, Zuversicht, Lebenswillen, Widerstandsgeist und Lebensqualität.

Deshalb bezeichne ich persönlich mich eben nicht als *Survivor*, sondern als Veteranin. Veteranin, das signalisiert: widerstanderprobt, derzeit nicht im aktiven Dienst, aber im Zweifels- oder Notfall jederzeit wieder einsatzbereit.

VeteranIn – das ist kein wirklich tolles Wort, auch hat es

zugegebenermaßen seinen Ursprung im Militärvokabular, das ich im Krebs-Kontext eigentlich radikal ablehne. Doch ich habe gemerkt, dass es seinen Zweck erfüllt. Dass es den Leuten einleuchtet, denen ich meine Gründe erkläre. Einige Krebse aus meinem Bekanntenkreis haben es bereits übernommen, und ich hoffe, dass der eine oder andere von euch es ihnen gleichtut. Das wäre jedenfalls eine ziemlich gute Sache. Für unseren eigenen Umgang mit dem bösen K und für den Umgang aller anderen mit uns.

Wir alle haben einen oder mehrere Krebse überstanden. Diagnose, Behandlung, Nachwirkungsblues, Schmerzen, Nebenwirkungen, Verzweiflung und Angst, Verzweiflung und Angst unserer Lieben. Monatelang, manchmal jahrelang, immer unter Einsatz aller unserer Kräfte und manchmal weit darüber hinaus.

Einige von uns haben diese Dreckskrankheit physisch und psychisch gut verkraftet, einige andere nicht so gut, und einige andere bisher noch gar nicht. Diese einschneidende Erfahrung zu verarbeiten, sich mit den Veränderungen zu arrangieren, die sie Körper und Seele zufügen, kann elend lange dauern.

Aber Fakt ist: Wir sind immer noch am Leben! Damit sind wir der lebendige Gegenbeweis gegen das kollektive »Krebs = Todesurteil«-Klischee, das nach wie vor Horrorvorstellungen wild sprudeln lässt, sobald es mal wieder jemanden erwischt hat. In den Köpfen der Gesunden, die Horror davor haben, dass irgendwann sie dran sein könnten – und in unseren Köpfen, weil wir uns bei all dem unübersehbaren Entsetzen unserer Lieben zwangsläufig schon auf dem Sterbebett sehen. Auch dann, wenn's rein medizinisch gar nicht so übel ausschaut.

Wir sind der lebendige Gegenbeweis gegen das fatale »Krebs = Todesurteil«-Klischee – also sind logischerweise wir diejenigen, die am schlagkräftigsten dagegen vorgehen können. Wir haben die Erfahrung, wir wissen, wovon wir reden. Daraus ergeben sich für uns zwei äußerst verantwortungsvolle Aufgaben: Hilfe für Krebsneulinge und Aufklärungsarbeit. Deshalb habe ich auch dieses Buch geschrieben. Ich dachte: Mensch, jetzt habe ich zwangsläufig so viel über den Umgang mit dem Krebs gelernt, was wirklich niemand wissen kann, der die Krankheit nicht selbst erlebt hat. Da wäre es doch echt schade, wenn all dieses Wissen – die Tipps, die Vorsichtshinweise, die Reflexionen, die Mutmacher – irgendwo in einem Winkel meines Gehirns langsam einstauben und in Vergessenheit geraten würde, wo ich doch damit so vielen anderen Krebsen helfen könnte!

Gleichzeitig ist mir klar, dass das – aktive Hilfe und Aufklärungsarbeit – für einige VeteranInnen ziemlich viel verlangt ist. Manche sind erleichtert zur Tagesordnung übergegangen und wollen an diese Phase ihres Lebens einfach nicht mehr zurückdenken; andere können an nichts anderes denken und sind (noch) viel zu traumatisiert, um Neukrebsen helfen zu können; wieder andere haben die ganze Erkrankung weitgehend mit sich selbst ausgemacht und wollen sich nicht outen; und eine ganze Menge VeteranInnen können sich gar nicht vorstellen, dass ihre Erfahrungen, so disparat sie vielleicht scheinen, Krebsneulingen tatsächlich helfen könnten.

Aber glaubt mir: Allein zu wissen, dass es uns gibt, ist schon eine Riesenhilfe. Wir sind schließlich noch am Leben! Und spätestens wenn der erste Krebsneuling in unser Leben stolpert, mit all der Angst und Verwirrung, die wir so gut kennen, wenn spontane Empathie unsere Krebserinnerungen entstaubt, uns den Mund öffnet und wir spüren, wie gut wir dem Neuling tun mit dem, was wir sagen und sind – spätestens dann dämmert uns, dass unsere persönliche Krebsgeschichte, so schlimm sie war, auch eine kleine gute Facette hat: Dank unserer Erfahrungen können wir dafür sorgen, dass Krebsneulinge es ein kleines bisschen leichter haben als wir. Und das ist für alle ein ziemlich gutes Gefühl, für die VeteranInnen wie für die Neukrebse.

Deshalb hier nun eine kleine Vorschlagsliste denkbarer Hilfsaktionen. Für jede einzelne wird man euch dankbar sein.

1) Gebt euch zu erkennen. Im trauten Gespräch, in Diskussionen, Arbeitsgruppen, Social Media. Oder einfach per Anstecknadel, falls die werte Apotheken-Umschau meinen Vorschlag (siehe Seite 265) tatsächlich umsetzt.

2) Stellt euch als Paten / Mentoren etc. zur Verfügung. Zum Beispiel, indem ihr eurem Hausarzt / Betriebsarzt mitteilt, dass ihr auf Wunsch gerne bereit seid, mit Neukrebsen zu sprechen, die dringend jemanden brauchen, der sie aus der ersten Schockstarre herausholt.

3) Macht den Mund auf und sprecht ein Machtwort, wenn ihr zufällig dabei seid, wenn mal wieder jemand das »Krebs = Todesurteil«-Klischee rausholt, pseudo-mitfühlend Klatsch & Tratsch über einen Neukrebs verbreitet oder Hobbypsychologenschwachsinn à la »Krebs fängt eben immer im Kopf an« verbreitet.

4) Falls euch »drüber reden« schwerfällt, schreibt drüber. Kramt in eurem Krebsgedächtnis und stellt die Top Ten der

Maßnahmen oder Gedanken zusammen, die sich für euch als am hilfreichsten erwiesen haben. Eure Memos / Listen / Notizen werden Neukrebsen in eurem Umfeld wertvolle Dienste leisten.

Schreibt mir. Ich bin für jeden Kommentar dankbar.
krebsveteranin@outlook.de

Liebe Apotheken-Umschau,

zunächst meine allerherzlichsten Glückwünsche für die wertvolle medizinische Aufklärungsarbeit, die Sie seit sage und schreibe 63 Jahren im Dienste der deutschen Bevölkerung leisten! Ihren Angaben zufolge haben Sie fast 20 Millionen Leser. Ihre Internetpräsenz ist beeindruckend, und Ihre Druckausgabe wird vierzehntäglich in über neun Millionen Exemplaren ausgeliefert. Damit ist sie Wikipedia zufolge nach ADAC-*Motorwelt* das auflagenstärkste Magazin Deutschlands. Kein Wunder, dass eine ganzseitige vierfarbige Anzeige bei Ihnen um die 72 000 Euro kostet.

Und es gibt viele Anzeigen in Ihrem Blatt. Auch auf Ihrer Website. Und dann die Gebühren, die die Apotheken pro Ausgabe und Exemplar hinblättern müssen, damit ihre Kunden die *Umschau* gratis mitnehmen dürfen – da kommt ganz schön was zusammen.

Manche Kritiker wittern aufgrund dieses Geschäftsmodells anzeigenkundenfreundlich einseitige Berichterstattung, andere gar einen der Gründe, weshalb Medikamente in Deutschland so viel teurer sind als anderswo.

Aber wissen Sie was, liebe Apotheken-Umschau? Das ist mir persönlich gerade völlig schnurz. Denn ich habe ein wichtiges Anliegen, das ich Ihnen hiermit unterbreiten möchte:

Ich bitte Sie darum, eine Auswahl namhafter deutscher KünstlerInnen im Rahmen einer angemessen dotierten Ausschreibung mit dem Entwurf einer **Ansteckmadel für Krebsveteranen** zu beauftragen. Ich denke dabei an ein Mittelding aus Ehrenabzeichen (zum Beispiel wie beim Sport oder den

Anonymen Alkoholikern) und Solidaritäts-Statement (zum Beispiel wie die Aids-Schleife).

Der beste Entwurf wird von einer Jury prämiert, in Ihrem Auftrag hunderttausendfach hergestellt und sodann über Deutschlands Apotheken KrebsveteranInnen angeboten, gegen eine symbolische Schutzgebühr im niedrigen zweistelligen Cent-Bereich und verbunden mit der herzlichen Bitte, sich mittels dieser Anstecknadel öffentlich zu erkennen zu geben. Und zwar im Sinne einer ebenso flächendeckenden wie wegweisenden Aufklärungskampagne. Denn durch diese Nadel können Krebsneulinge leicht erkennen, dass sie a) erstaunlich viele einschlägig erfahrene Ansprechpartner um sich herum haben, die b) jedem Klischee zum Trotz immer noch am Leben sind.

Das ist mir wirklich und wahrhaftig ein ernstes Anliegen. Schließlich weiß ich aus Erfahrung, wie wichtig es für unsereins ist, sich nicht allein und alleingelassen zu fühlen. Gleichzeitig weiß ich, dass KrebsveteranInnen immer noch befürchten (müssen), stigmatisiert zu werden. Die Aufgabe ist also groß. Und sie ist ohne Sie, liebe Apotheken-Umschau, kaum zu stemmen. Denn Sie sind ein perfekter Partner:

– Dank Ihres mittlerweile verstorbenen Gründers Rolf Becker, der ein Kunstmäzen und -sammler war, haben Sie vermutlich beste Kontakte ins Kunstmilieu;
– dank Ihrer enormen Reichweite sind Sie wie kaum ein anderes Medium in der Lage, eine solche Entstigmatisierungskampagne öffentlichkeitswirksam vorzustellen und zu begleiten;
– dank Ihrer soliden Wirtschaftslage können Sie diese Kampagne auch finanzieren.

Nein, keine Sorge, kein Mensch wird Ihnen mit Bedenken in Richtung Davidstern-Vergleich und Ausgrenzungsgefahr kommen (und wenn doch, kriegt er es mit mir zu tun). Im Gegenteil: Politik und Institutionen, Mediziner und Journalisten werden Ihr großzügiges gesundheitspolitisches Engagement außerordentlich zu schätzen wissen. Und wir Betroffenen natürlich auch. Es ist nämlich höchste Zeit, dass sich der Blick auf den bösen K ändert. Dass er aus der Horrorecke herausgeholt und auf das reduziert wird, was er ist: eine ernste, aber *nicht* grundsätzlich tödliche Krankheit.

Also, liebe Apotheken-Umschau, sind Sie dabei? Ich stelle Ihnen hiermit für diese Aktion meine Arbeitskraft hochoffiziell unentgeltlich zur Verfügung.

Ihr glücklichen Gesunden,

schon möglich, dass ihr euch gerade so gar nicht glücklich fühlt. Das wäre normal. Gesunde wissen oft nicht, wie glücklich sie sind. Erst die Begegnung mit einem von uns macht euch schlagartig klar, *wie* glücklich ihr seid. Das ist ein altbekanntes Phänomen: Jedes Gespräch mit einem frisch Diagnostizierten steigert eure gefühlte Lebenszufriedenheit schlagartig um mindestens 50 Prozent.

Nur dumm, dass euch dieses unglaublich gute Gefühl nicht automatisch in die Lage versetzt, uns in unserer ausgesprochen unglücklichen Lebenslage souverän und gelassen zur Seite zu stehen.

In unserem Zustand brauchen wir von euch, liebe glückliche Gesunde, Rat und Tat, Trost und Hilfe. Daher folgen nun die TOP TEN der bewährtesten Hilfsaktionen für Krebsneulinge:

1) Ruhe bewahren. Entsetzensbekundungen (»das ist ja furchtbar!«), Mitleid (»Mensch du Arme!«) und tränennasse Fassungslosigkeit können wir gerade überhaupt nicht gebrauchen. Also reißt euch bitte zusammen und tut wenigstens so, als wärt Ihr nervenstark und zuversichtlich.

2) Zurücktreten bitte! Auch wenn das für einige von euch womöglich schwer nachvollziehbar ist: Es geht ab jetzt nicht um eure, sondern nur noch um unsere Bedürfnisse. Zumindest wenn ihr euch schon oder noch selbstständig waschen, anziehen, ernähren und bewegen könnt. Irgendwie müssen wir den Kopf schließlich über Wasser halten.

3) Lieber Tat als Rat. Rat werden wir nämlich im Laufe des Behandlungsparcours noch so viel kriegen, dass wir irgendwann am liebsten schreiend laufen gehen würden, sobald jemand die Worte »Ich an deiner Stelle ...« in den Mund nimmt. Jeder einzelne Rat ist lieb gemeint und nur zu unserem Besten – aber alle zusammen echt der Horror.

4) *Passende* Hilfsangebote machen. Passend für uns und unsere situationsbedingten Nöte, von Kinderbetreuung über Chemobegleitung bis Finanzspritze, siehe S. 97 ff. und S. 110 ff. Aber bitte auch passend für euch und eure zeitlichen / organisatorischen / finanziellen Möglichkeiten. Wenn ihr den Mund aus Nettigkeit oder Hilflosigkeit oder Selbstüberschätzung zu voll nehmt, frustriert ihr damit nämlich uns und euch.

5) Hilfsangebote regelmäßig wiederholen. Zu den vielen deprimierenden Phänomenen im Umfeld des bösen K gehört, dass unsere Lieben sich gleich nach der Diagnose geradezu für uns überschlagen wollen. Und sich ausgerechnet dann zurückziehen, wenn wir langsam wirklich so ausgepowert sind, dass wir eure Hilfe allmählich dringend brauchen könnten – uns aber nicht mehr zu fragen trauen.

6) Bloß keine Erwartungen. Die können wir nämlich umständehalber kaum erfüllen, Benimmkodex hin oder her. Zeitnahe Rückrufe, Antworten auf E-Mails und WhatsApps, überschwängliche Dankbarkeit und womöglich sogar Gegenleistungen für jeden einzelnen Rat und jede einzelne Tat, unerschütterliche Freundlichkeit / Höflichkeit / Selbstbeherrschung, Rücksichtnahme auf Seelenbefindlichkeiten, Anteilnahme an euren Sorgen und Problemen – das wollen wir echt hinkriegen, bestimmt, ihr seid uns doch wichtig! Und manchmal gelingt uns das auch. Aber manchmal eben nicht. Oder jedenfalls nicht so, wie ihr euch das vorstellt.

7) Wenn schon Krebsgeschichten, dann nur Mutmacher!

Unsicherheitsgefühle führen bekanntlich auf direktem Wege in den Fettnapf. Da landet ihr jedenfalls, wenn ihr uns permanent irgendwelche Krebsgeschichten erzählt, von Oma Ernestines Brustkrebsrezidiv bis zum armen Rex, der ja damals eingeschläfert werden musste, weil er Darmkrebs hatte, und dann der Freund einer Kollegin, der musste doch tatsächlich ... STOPP!!!!

Reißt euch ZUSAMMEN! Wir wollen solche Geschichten nicht hören, auf diese Form von Mitgefühl können wir prima verzichten. Wenn schon Krebsgeschichten, dann bitte nur solche, die uns Mut machen.

8) Dranbleiben anstatt abtauchen.

So eine Behandlung ist elend lang und zermürbend. Deshalb sind wir zunehmend erschöpft, wortkarg, desinteressiert, apathisch, instabil, todtraurig, verängstigt, verzweifelt. Also nicht gerade die spritzigste Gesellschaft. Aber auch wenn wir es euch weder sagen noch spüren lassen: Wir brauchen euch. Wir brauchen das Gefühl, dass ihr an unserer Seite bleibt, auch wenn's schwierig wird. Wenn's auf einmal nicht mehr um Klamotten und Restaurants und Urlaubsziele geht, sondern um Haarausfall und Knochenschmerzen und Fünf-Jahres-Überlebensprognosen. Bitte, lasst euch davon nicht abschrecken. Ruft uns trotzdem weiter an, meldet euch, fragt nach, kommt vorbei, versucht, uns aus unserer Höhle herauszulocken, auf einen Spaziergang, eine Runde Kino, Pizza, Biergarten, *Windowshopping*, Picknick.

Selbst wenn wir diesmal vielleicht keine Lust haben – beim nächsten Mal seid ihr womöglich genau das, was uns gerade super guttut. Oder beim übernächsten Mal.

9) Tabus beachten! Tabu sind insbesondere:

- sich einmal melden und dann nie wieder;
- aus lauter Hilflosigkeit und Angst um die eigene Schwarte »unauffällig« abtauchen;
- Klatsch & Tratsch über unser »tragisches Schicksal«;
- Geldgeiz bei wohlhabenden Gesunden, die doch eigentlich »unbedingt helfen« wollen;
- Zeitgeiz bei allen, die vorher vollmundig Sprüche wie »ich bin immer für dich da« von sich gegeben haben;
- »Wie-*geht's-dir*?«-Terror. Die Frage an sich ist nämlich lieb und nett und fürsorglich. Aber wenn wir sie monatelang zigmal am Tag beantworten müssen, geht's uns allein schon deshalb schlecht, weil wir nichts bahnbrechend Positives zu erzählen haben.

10) Eigenen Ladezustand im Auge behalten. Denn wenn ihr glücklichen Gesunden euch bis zur Erschöpfung um uns kümmert, sind eure Akkus irgendwann leer – was ausgesprochen kontraproduktiv ist. Für euch und für uns.

Dringender Appell an alle Medizinjournalisten, Gesellschaftsreporter und Nachrufschreiber!

Eure Berichterstattung prägt das Bild, das die Öffentlichkeit sich von Krebserkrankungen macht.

Wenn ihr »Zahl der Krebserkrankungen steigt« titelt, ohne ausreichend zu erklären, dass dieser Anstieg auch auf immer bessere Früherkennungsmethoden zurückzuführen ist, befeuert ihr den herrschenden Krebshorror.

Wenn ihr lieber Artikel und Fotostrecken über tragisch an Krebs erkrankte Prominente druckt, als Glückwunschgeschichten über gesundete Prominente zu bringen, befeuert ihr den herrschenden Krebshorror.

Und wenn ihr eure Wortwahl in Sachen Krebsberichterstattung und Nachrufe zwanghaft auf Formulierungen wie »kämpft tapfer gegen den Krebs« (Phase 1) und »nach langem schwerem Kampf« (Phase 2) beschränkt, verstärkt ihr den herrschenden Krebshorror noch ein bisschen mehr.

Denn allein schon die Begriffe »kämpfen« und »Kampf« haben fatale Folgen. Denn sie klingen nach »Kampf bis aufs Messer«, nach »entscheidende Schlacht«, nach »Sieg oder Niederlage«. Nach »auf Leben und Tod«.

Und diesen Kampf können wir aller Voraussicht nach nur verlieren, wie uns die ungebrochene Vorherrschaft des »Nach-langem-schweren-Kampf«-Gesülzes in den Todesanzeigen zweifelsfrei signalisiert.

Nun seid ihr, liebe Journalisten, doch eigentlich Meister des Wortes. Der Sprache. Sprache prägt Wahrnehmung, und Wahrnehmung prägt Verhalten. Insofern könntet ihr einen ganz beachtlichen Beitrag dazu leisten, das Klischee »Krebs = Todesurteil« zu entschärfen. Und zwar einzig und allein durch den freiwilligen Verzicht auf eure geliebte Kriegsmetaphorik. Hört einfach auf mit dem ganzen Kampf-Krampf. Sprecht und schreibt lieber von Widerstand. Der kann sich nämlich über Jahre und Jahrzehnte hinziehen, ohne dass es irgendwann zwingend zu Sieg oder Niederlage kommen muss.

Und wo wir gerade beim sprachlichen Großreinemachen sind, stopft den *Survivor* gleich auch in die Tonne. Das ist zwar euer Lieblingswort für Leute, die einen Krebs erfolgreich hinter sich gelassen haben. Und es stimmt ja auch, diese Leute haben den Krebs »überlebt«. Aber allein das Wort hat etwas von »mit Wahnsinnsglück noch mal davongekommen«.

Krebs kann aber auch zurückkommen. Auch ein drittes oder sogar viertes Mal. Wer sich nach dem ersten Mal als Überlebender begreift, dem zieht's bei einem Rückfall den Boden unter den Füßen weg – schlicht weil ein solcher Rückfall beim *Survivor*-Konzept gar nicht vorgesehen ist.

Insofern schlage ich euch ersatzweise den Begriff vor, den ich auch für mich selbst verwende: Ich bin kein *Survivor*, sondern eine *Veteranin* des Widerstands gegen den bösen K. Ich habe einen Krebs überstanden, stimmt. Das ist jetzt zwölf Jahre her, seitdem habe ich Ruhe. Es kann aber durchaus sein, dass ich irgendwann erneut in den Widerstand gehen muss. Und damit werde ich mich dann auf alle Fälle leichter tun, wenn ich nicht euer ganzes Geunke von schweren Kämpfen und finalen Schlachten im Hinterkopf habe.

Danke.

Verzeihung, liebe KritikerInnen!

Mir war von vornherein klar, dass ein Teil meiner Leserschaft dieses Buch nicht mögen, womöglich sogar unmöglich finden würde. Schon allein dieser Titel! Und dann dieser Ton: zu forsch, zu sarkastisch, zu taktlos gegenüber allen verzweifelten Krebskranken und ihren verzweifelten Angehörigen.

Liebe KritikerInnen, seit der Einleitung wissen Sie, dass ich 2007/2008 selbst eine verzweifelte Krebskranke mit verzweifelten Angehörigen war. Deshalb können Sie mir glauben, dass ich seit Beginn der Arbeit an diesem Buch von meiner höchstpersönlichen Inquisition regelmäßig einer hochnotpeinlichen Befragung unterzogen werde, gerne zu nächtlicher Stunde: Darf ich dieses Thema wirklich so anfassen?

Meine Antwort war und ist immer dieselbe: JA, ich darf.

Wer die Herangehensweise dieses Buches nicht mag, hat Hunderte anderer einschlägiger Ratgeber zur Auswahl, deren Ton und Inhalt weniger radikal sind. Behutsamer. Dem ernsten Thema womöglich angemessener.

Einige dieser Bücher habe ich damals selbst gelesen auf der Suche nach Halt und Hilfe. Und ein ums andere Mal gespürt, wie statt der ersehnten Zuversicht Unbehagen und Angst in mir hochkrochen. Irgendwann bin ich darauf gekommen, woran das liegt, jedenfalls in meiner Wahrnehmung: Viele Krebsbücher, von klassischen Ratgebern bis hin zu esoterisch angehauchten Survivor-Storys, sind im Betroffenheitsmodus geschrieben. Sie atmen die nachvollziehbare Angst ihrer VerfasserInnen, jemandem zu nahe zu treten. Schließlich geht es letzten Endes immer um den Tod.

Genau deshalb wirken diese Werke so bierernst, betulich und bleischwer. Genau deshalb erfüllen sie zumindest einen Teil ihrer Leserschaft allen guten Absichten zum Trotz eher mit Unbehagen als mit Zuversicht.

Und genau deshalb bin ich zu dem Schluss gekommen, dass ich jetzt mal etwas ganz anderes schreiben darf.

Sogar schreiben *muss*.

So wie ich das sehe, schaffen wir alle es nicht, uns dieser Krankheit gedanklich oder gar tatsächlich anders zu nähern als schreckensbleich. Auf allen anderen Gebieten öffnen wir uns – widerstrebend bis freudig, aber immerhin – dem Fortschritt und seinen Errungenschaften. Nur beim Krebs ist der kollektive Horror einfach nicht aus den Köpfen zu bekommen. Mit fatalen Folgen für alle, die es erwischt. Denn die müssen sich in der Folge nicht nur gegen die bösen Zellen wehren, sondern auch gegen die unübersehbare Tatsache, von den meisten Menschen in ihrem Umfeld als Tote auf Abruf eingestuft zu werden.

Wenn ein gesellschaftliches Vor-Urteil so fest einbetoniert ist in die Köpfe, dann ist beherzte Provokation ein probates Mittel, um den Laden mal so richtig aufzumischen. Um erstarrte Gedankengänge in Bewegung zu bringen. Um einstimmiges Betroffenheitsgemurmel zu ersetzen durch kontroverse Gespräche, gerne auch wilde Dispute.

Damit jedenfalls kämen wir dem realistischen Umgang mit dieser Krankheit schon einen ganzen Schritt näher.

Nein, ich bin nicht größenwahnsinnig. Mir ist auch klar, dass ich als *No Name* mit einem kleinen Buch wohl kaum eigenhändig dieses monumentale Krebsklischee aus den Angeln heben kann.

Aber immerhin: Es gibt dieses Buch jetzt. Und damit ist

ein erster Schritt getan. Und der erste Schritt ist immer der wichtigste.

Mal seh'n, wie's weitergeht.

Schlusswort

Das sind sie also, meine geballten Erfahrungen im Umgang mit dem bösen K. Aus vielen Gesprächen mit Veteranen weiß ich, dass sie Ähnliches erlebt haben; ihre Kommentare und Erkenntnisse habe ich in meine Texte einfließen lassen. Falls Sie aus Ihrer eigenen Erfahrung den einen oder anderen Punkt anders sehen als ich oder bestimmte Themen vermissen – bitte schreiben Sie mir! (krebsveteranin@ outlook.de) Ich bin für jede Anregung, jede Kritik echt dankbar und würde sie im Falle einer aktualisierten Neuauflage dieses Buches wirklich gerne berücksichtigen. Je mehr VeteranInnen sich an diesem Buch beteiligen, desto besser wird es Neulingen helfen, die es gerade erst erwischt hat. Und desto mehr Gewicht haben unsere Stimmen im Widerstand gegen die Aura von Verdammnis, die den bösen K umwabert.

Die Verantwortung der VeteranInnen

Hilfe für Neulinge und Aufklärungsarbeit. Das sind zwei äußerst verantwortungsvolle Betätigungsfelder für uns. Aufgaben, die kein anderer so gut erfüllen kann wie wir, denn wir wissen, wovon wir reden.

Gleichzeitig ist mir klar, dass Reden über den bösen K für einige von uns ziemlich viel verlangt ist. Bei manchen ist die Diagnose so düster, die Behandlung so anstrengend, die Angst so groß, dass sie das Thema so weit wie irgend möglich wegschieben und Panik verspüren, wenn sie überraschend doch damit konfrontiert werden, und sei es nur über eine zufällig gelesene Schlagzeile. Das gilt auch für Sie? Kann ich gut verstehen. Ehrlich. Ein Krebs ist nun wirklich keine Kreuzfahrt, da muss jede/r selbst wissen und entscheiden, was am besten für sie/ihn ist.

Wobei sich diese persönliche Einschätzung im Laufe der Jahre durchaus ändern kann. Damals direkt nach meiner Behandlung wollte ich aus Pflichtgefühl ein *SZ-Magazin* mit dem Schwerpunkt »Leben mit dem Krebs« lesen. Und *konnte* nicht. Völlig unmöglich. Erst sprudelte Panik durch meine Gehirnwindungen wie Wasser durch die untergehende Titanic. Sekundenbruchteile später stürzte meine mentale Festplatte ab, und der Artikel wurde vor meinem Augen zu unlesbarem Buchstabenbrei.

Das war vor zwölf Jahren. Inzwischen habe ich es sogar geschafft, einer guten Freundin bei ihrer ersten Chemo beizustehen. In genau der Onkologie, in der auch ich behandelt wurde. Beim Reinkommen war mir ehrlicherweise ziemlich mulmig, obwohl ich die Behandlung damals gut vertragen hatte. Aber dann sah ich meiner Freundin in die Augen, sah die Angst und die ersten Tränen – und dachte: Komm schon, Susanne, du wirst jetzt gebraucht! Ich gab mir einen Ruck, drückte das Kreuz durch, führte mir meine geballte Veteraninnensouveränität vor Augen – und begleitete sie durch diesen Tag.

Das war nicht nur gut für sie, sondern auch gut für mich. Es ist ein gutes Gefühl zu spüren, dass diese ganzen gewöhnungsbedürftigen Erfahrungen »hinterher« nicht einfach in Vergessenheit geraten, sondern noch einer Menge anderer Leute viel bringen. Oft sind es allein unsere Erfahrungswerte, die Neulingen einen Weg aus Überforderung und Verzweiflung weisen. Die zeigen, was kein Neuling weiß (woher auch?) – nämlich wie der Widerstand gegen die bösen Zellen und ihr verhängnisvolles Totengräberimage funktioniert.

Widerstand. Immer noch, immer wieder

Mein persönlicher Widerstand gegen den bösen K dauert immer noch an. Nicht dass ich mich jeden Tag aufs Neue wie eine rebellische Partisanin aufführe. Aber mir ist bewusst, dass es mich durchaus noch einmal erwischen könnte. Ein Rezidiv, eine Metastase, ein ganz anderer Krebs – alles nicht auszuschließen. Und genau das ist der Gedanke, der viele Veteranen auch Jahre danach noch um den Schlaf bringen, ja sogar auf Dauer ihre ganze Existenz unterspülen kann.

Wenn die Angst vor der Möglichkeit eines Rückfalls in naher oder ferner Zukunft jede real existierende Glücksmöglichkeit der Gegenwart im Keim erstickt, bin ich mit meiner Angststörung die Erste, die das nur zu gut nachvollziehen kann.

Trotzdem habe sogar ich mit meiner Angststörung es im Laufe der Jahre geschafft, mir eine ganz entscheidende Erkenntnis ins Gehirn zu tackern. Kein rosiger Mutmacher, keine esoterisch verschwurbelte »Du-musst-nur-genug-an-dir-arbeiten«-Parole – dafür erfrischend pragmatisch:

Der Krebs wird für uns zum Mitbewohner. Auch wenn er schon lange aus dem Körper verschwunden ist, so wird er uns doch unser ganzes Restleben lang im Gedächtnis bleiben. Diese Erfahrung verlässt uns nicht mehr. Und spätestens, wenn's irgendwo im Körper ziept und zwickt, kommen einschlägige Erinnerungen und Befürchtungen hoch.

Das ist nun mal so. Damit leben wir, damit müssen wir leben. Und je schneller wir uns mit diesem Mitbewohner in unserem Gemüt arrangieren, desto besser. Was ja an sich auch gar nicht schlecht ist. Im Gegenteil. Wir wissen, wie es sich anfühlt, wenn einem von jetzt auf gleich der Boden unter den Füßen weggezogen wird. Wenn alle Sorgen und Probleme, die uns bis dato schier unerträglich schienen, in Sekundenbruchteilen zu lächerlichen Lappalien schrumpfen. Manche Leute lernen das nie. Sie verplempern ihre kostbare Zeit auf Erden auf lachhaften Nebenschauplätzen ihres Lebens.

Das passiert uns allen natürlich auch immer mal wieder. Aber im Großen und Ganzen lehrt uns unsere Memento-mori-Erfahrung genau das, was Wissenschaft und Wellness-Ratgeber unisono als Königsweg zu einer erfüllten Existenz empfehlen: Dankbarkeit und Achtsamkeit.

Mittlerweile bin ich da ganz gut drin. Zwar nicht immer, aber tatsächlich immer öfter. Und wenn ich als chronischer Schisshas das schaffe, dann schaffen Sie das auch.

Danke

Als ich 2007 krank wurde, hatte ich ein paar tolle Menschen um mich herum, die mir beigestanden haben. Ihnen verdanke ich, dass ich Diagnose, Behandlungsparcours und Nachwirkungsblues so gut überstanden habe. Und ich verdanke ihnen viel von dem Wissen, das in diesem Buch versammelt ist. Uschi, Marlies, Angelika V., Angelika G., Eliane, Steph, Carolin, Angie, Christiane, Temu, Frau Schmalfuss, Frau Dr. Wiesemann, Dr. Scheich, Dr. Hamann, Frau Dr. Ellinger, Dr. Korselt – tausend Dank.

Nathalie Pujol, Lilou Gourmaud-Pujol, Uli Madej, Emma Greve – danke, dass ihr für den Text *Wie sag ich's meinem Kind?* eure Erfahrungen mit mir geteilt habt.

Danke Mama – für deine Hilfe und Unterstützung, für deine Erfahrungen und für deinen ganzen guten Rat.

Daddy, du bist am 9. Mai 2018 an den Folgen einer schweren Demenz gestorben. Danke, dass du meinen Traum vom Schreiben bereitwillig geteilt hast, solange du konntest.

• • •

Dieses Buchprojekt habe ich elf Jahre mit mir herumgetragen. Recherchiert, Notizen gemacht, Beobachtungen aufgeschrieben, Erfahrungsberichte gesammelt, Gespräche geführt. 2013/14 einen ersten Entwurf geschrieben und wenig später frustriert dem Altpapier übergeben.

Im Herbst 2017, zehn Jahre nach meinem Krebs, war es dann so weit. Auf einmal wusste ich glasklar, wo es langgeht. Also setzte ich mich hin und schrieb dieses Buch innerhalb von vier Monaten.

Mein Agent brachte es dann tatsächlich fertig, diesen nicht gerade unterhaltsamen Stoff einer nicht gerade prominenten Autorin innerhalb kurzer Zeit an einen renommierten Verlag zu vermitteln.

Danke, lieber Harry Olechnowitz! Danke für das grandiose Gefühl, das sich in mir ausbreitete, als ich begriff, dass dieses für mich so wichtige und für andere Betroffene so nötige / hilfreiche Buch nicht in einer Schublade verstauben, sondern wirklich und wahrhaftig veröffentlicht werden wird.

Wenn ein Verlag sich schnell entscheidet, steckt dahinter immer ein begeisterungsfähiger Kopf. In diesem Fall war das zuallererst meine Lektorin Silvie Horch. Sie war von dem Text begeistert, sie sah die Bedeutung, die er haben könnte. Für persönlich Betroffene, für indirekt Betroffene und für den gesellschaftlichen Diskurs zum Thema.

Danke, Silvie, dass du dich so vehement für dieses Buch eingesetzt hast und auch anfänglich skeptische KollegInnen überzeugen konntest.

Ein Buch – vor allem ein so provokatives wie »Kopf hoch, Brust raus!« – braucht vor der Veröffentlichung TestleserInnen, die Sachfehler, Widersprüche, Infolücken, allzu forsche Formulierungen, unbeabsichtigte Kränkungen und weitere grobe Schnitzer aller Art aufspüren. Also habe ich sieben Frauen um ihre Meinung zu meinem Manuskript gebeten: Dr. Marisa Ellinger, Marlies von Gemmingen-Guttenberg, Gisela Lemke, Ulrike Madej, Ana Radica, Simone Stewens und Angelika Vitzthum. Danke euch allen für eure kritischen Kommentare. Durch euch erst konnte ich dem Buch den letzten Schliff geben – und auch ein paar heftige Patzer gerade noch rechtzeitig geradebügeln.

Heute, zwölf Jahre nach dem Krebs, geht's mir gut, halleluja. Trotz Angststörung war ich so stabil, dass ich noch mal in meine Krebsvergangenheit eintauchen und dieses Buch schreiben konnte. Dass ich das konnte, dass es mir so gut geht, habe ich in erster Linie dem Mann meines Lebens zu verdanken: Ari Hantke.

Danke.

Für alles.

Miriam Maertens

Verschieben wir es auf morgen

Wie ich dem Tod ein Schnippchen schlug

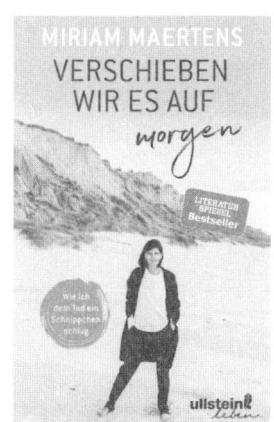

Klappenbroschur.
Auch als E-Book erhältlich.
www.ullstein-buchverlage.de

Die erstaunliche Geschichte einer starken Frau

Sie hat sich nie als Kranke gefühlt, wollte nie jemand sein, bei der man zuerst an die kaputte Lunge denkt. Deshalb beschloss die Schauspielerin Miriam Maertens, einfach so zu leben, als wäre sie gesund.

»Miriam Maertens schreibt, wie sie spricht, so direkt. Ein Mensch findet seinen Weg durch alle Widrigkeiten des Schicksals, geführt durch die Liebe zum Leben, getragen durch die Unterstützung ihrer großartigen Familie, das macht Mut.«
Franziska Walser

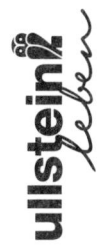

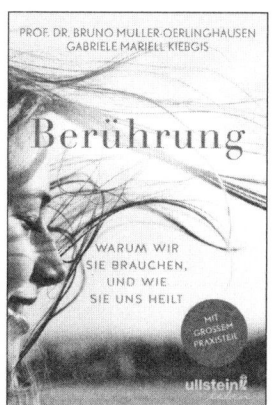